健康饮食新主张

蔬菜药用70例

李树和 编著 天津科学技术出版社

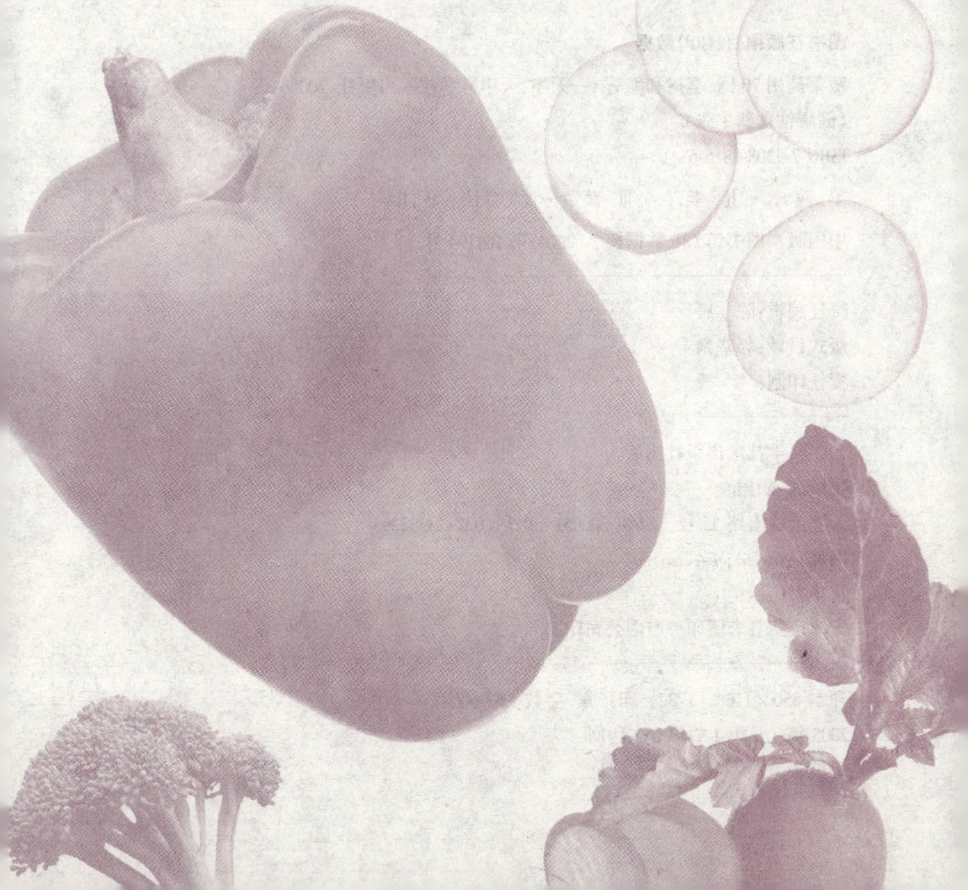

图书在版编目(CIP)数据

蔬菜药用70例/李树和编著.—天津:天津科学技术出版社,2005
(健康饮食新主张)
ISBN 7-5308-3815-6

Ⅰ.蔬…　Ⅱ.李…　Ⅲ.蔬菜—食物疗法　Ⅳ.R247.1

中国版本图书馆CIP数据核字(2004)第104194号

责任编辑:陈　雁
版式设计:郭晓鹏
责任印制:兰　毅

天津科学技术出版社出版
出版人:胡振泰
天津市西康路35号　邮编300051　电话(022)23332393
网址:www.tjkjcbs.com.cn
新华书店经销
天津市蓟县宏图印务有限公司印刷

开本850×1168　1/32　印张6　字数129 000
2005年7月第1版第3次印刷
定价:9.00元

前　言

鲜嫩多彩、营养丰富的蔬菜，不仅是人们日常饮食生活中不可或缺的副食品，而且还是具有一定的保健益寿和防治疾病作用的较为独特的植物。

根据民间流传的经验和有关古籍记载追溯，我国劳动人民很早就利用蔬菜进行保健和食疗了。因此，蔬菜历来就享有“长寿食品”“保健食品”的美誉。

当今，蔬菜的种类繁多，难以胜数。根、茎、叶、花、果，千姿百态；红、黄、绿、蓝、紫，色彩缤纷；酸、甜、苦、辣、涩，风味各异。智慧的人们，在通过传统的和时尚的烹调技巧，将蔬菜制成色、香、味、形俱佳的精美菜肴以供享用的同时，还依据各自身心的不同状况，从营养和健康的角度，对各类蔬菜挖掘功效，精挑细选，合理搭配，科学烹制，逐渐形成了丰富的对健康长寿、防治疾病大有裨益的食疗佳品。

为了便于人们更好地利用蔬菜，以达到“食用健身、药用治病”的目的，特别是在目前蔬菜生产质量不高，无公害蔬菜生产较少的情况下，更是有必要将科学食用蔬菜的方法以及蔬菜的药用价值介绍给人们，为此，我编写了本书。

书中较系统地介绍了各类蔬菜的名称特性、上市季节、选购方法、营养价值、保健特性、食疗方法以及相关知识等，内容丰富实用，形式短小多样，文字通俗简洁，集知识性、科学性和实用性于一体，适于家庭和餐饮业人员阅读使用，亦可供大专院校、培训班作教学参考。

此外，本书在编写中还参阅和引用了一些国内外相关资料，特向有关编著者致以谢意。由于时间紧迫，加之水平所限，书中难免出现错漏之处，敬请广大读者和专家指正。

李树和

目　录

平凡蔬菜也能祛病健身！

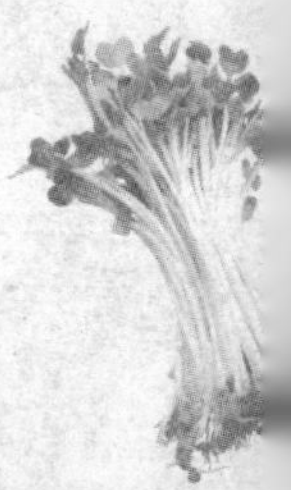

蔬菜与人类健康

Shucai

1. 人类为什么要食用蔬菜

【蔬菜栽培的历史】

我国蔬菜栽培的历史应上溯到远古时代。原始社会人类赖以生存的物质，主要是靠狩猎、捕鱼和采集野生植物取得。但随着人群繁衍的加速，有益的天然植物难以满足需要，后来通过种子落地、翌春发芽再生现象的启发，才逐渐懂得栽培植物，随之才开始有了蔬菜的种植。

《辞海》载："蔬菜，可作副食品的草本植物的总称。也包括少数可作副食品的木本植物和菌类。""蔬"字，东晋人郭璞注曰"凡单菜可食者通名为蔬"，而"菜"字比喻用手指摘取植物之意。

自秦汉到明清，我国的蔬菜栽培有了很大的发展，从原来简单栽培几种作物，通过选育、引种等途径形成了多品种的种植规模。栽培技术也有了很大的提高。由此，形成了多地区、多类型的种植模式，为我国迅速成为蔬菜生产大国奠定了历史基础。

【蔬菜的营养】

人类的食物分为动物性食物和植物性食物。动物性食物包括肉类、乳类和蛋品等，它们是人体蛋白质和脂肪的主要来源；植物性食物包括粮食、水果和蔬菜等。粮食是人体热能的主要来源；而蔬菜是人类维生素、矿物质、有机酸和芳香物质等的主要来源，此外，蔬菜还是人体蛋白质和热能的补充来源。

蔬菜可供人体维生素

蔬菜含有对人体极为重要的各种维生素，人体如果缺乏这些维生素，就会引发各种疾病。如：人体缺少维生素 A 会引起夜盲、干眼、皮肤角质化等疾病；缺乏维生素 B_1 会引起脚气病、多发性神经炎、胃肠道机能障碍等疾病；缺乏维生素 B_2 眼睛容易感到疲劳、刺痒、畏光，发生角膜充血、眼睑缘炎，还可引发口角炎、皮肤炎等；维生素 C 缺乏易得坏血病，会使毛细血管的透性和脆性增加，胶元蛋白合成受阻，伤口和溃疡不易愈合，身体抗性减弱，机体的解毒和造血机能降低，此外还能出现代谢异常，以及发育不良等现象。

作为主食的米、面内，虽含有较多维生素 B_1(硫胺素)、维生素 B_2(核黄素)和维生素 PP(尼克酸或烟碱酸)，但缺乏维生素 A(胡萝卜素)和维生素 C(抗坏血酸)。而蔬菜中则含有丰富的胡萝卜素和维生素 C，胡萝卜素经人体消化后能转化为维生素 A。人体对各种维生素的需要量各不相同，其中需要量最多的是维生素 C，需要量最少的是维生素 E。一般人体每天需要获得 3 毫克维生素 A，50 ~ 100 毫克维生素 C，2 毫克维生素 B_1，2 毫克维生素 B_2，15 ~ 25 毫克维生素 PP。其中维生素 C 在人体内的贮存有一定限度，倘若过多，则由尿液排出，因此维生素 C 就成为每天必不可少的养分。含胡萝卜素较多的蔬菜有木耳菜、菠菜、胡萝卜等；含维生素 B_1 较多的蔬菜有豌豆、芡实、金针菜等；含维生素 B_2 较多的蔬菜有香菇、黑木耳、绿菜花等；至于维生素 C，在蔬菜中普遍存在，其中以辣椒、绿菜花、木耳菜等含量尤为丰富。

蔬菜可供人体矿物质

人体组织中有二十多种矿物质。它们是构成身体组织、调节生理功能和维持人体健康的重要物质。蔬菜中含有的主要矿物质有钙、铁及磷等。黄花菜、芹菜、菠菜及胡萝卜等含有很多的铁盐，而香菇、黄花菜、菜花等含有较多的磷，绿叶蔬菜中含有丰富的钙，而海带、紫菜等还含有很多的碘。

蔬菜可供人体热能

每种蔬菜都或多或少含有热能性的碳水化合物，尤其是糖及淀粉。马铃薯、芋、山药、荸荠、慈姑、藕等含有很多的淀粉。西瓜、甜瓜、南瓜含有一定的糖，是能量的很好来源。菜豆、毛豆、豇豆中含有很多的蛋白质。

蔬菜可平衡人体的酸碱

人体对肉类和米、面等食物消化后会产生酸性反应，而酸性能由蔬菜或水果的消化水解来中和。蔬菜中的矿物质是调节体液反应的主要物质，有些为酸性反应，而有些为碱性反应，如钙、镁及钾等是形成盐基的主要元素，可以中和这些酸。所以蔬菜能维持人体内的酸碱平衡。

蔬菜的其他作用

蔬菜除了以上的作用外，还有其他方面的作用。如蔬菜的叶部和茎部都含有纤维素，纤维素进入人体后虽不能被消化为营养物质，但能使肠胃中的食物疏松，增加与消化液的接触面，不断刺激大肠的蠕动，可促进消化与预防便秘。

此外，蔬菜中还含有各种芳香油和有机酸，如生姜、大蒜、洋葱、大葱、辣椒及茴香等都含有各种各样的挥发性芳香物质，于是便产生了各种特殊的风味，从而增强了人们食用蔬菜的欲望。

总之，蔬菜是我们生活中所必需的食物，与其他食物互相配合而又彼此分工，是不能被其他食物所代替的。

【蔬菜中的营养之最】

蔬菜的种类繁多，其中所含的营养成分是各不相同的。

富含维生素的蔬菜

维生素是蔬菜中的主要营养成分，蔬菜中含有大量的胡萝卜素(维生素A)、硫胺素(维生素B_1)、核黄素(维生素B_2)、抗坏血酸(维生素C)和尼克酸(维生素PP)等。其中维生素A是由蔬菜中的胡萝卜素转化而来的。含胡萝卜素较高的蔬菜有冬寒菜、木耳菜、菠菜等(见表1)；含硫胺素较高的蔬菜有豌豆、芡实、干黄花菜等，其中的菊芋是腌咸菜所用的洋姜；含核黄素较高的蔬菜有香菇、黑木耳、青花菜等；含尼克酸较高的蔬菜有香菇、干黄花菜、蘑菇等(见表2)；含抗坏血酸较高的蔬菜有辣椒、青花菜、木耳菜等。

表1　含胡萝卜素、硫胺素、核黄素较多的蔬菜

(mg/100g 食用部分鲜重)

蔬菜名称	胡萝卜素	蔬菜名称	硫胺素	蔬菜名称	核黄素
冬寒菜	8.98	豌豆	0.54	香菇	1.59
木耳菜	4.55	芡实	0.40	黑木耳	0.55
菠菜	3.87	干黄花菜	0.36	青花菜	0.23
香菜	3.77	蚕豆	0.33	芹菜叶	0.18
胡萝卜	3.62	毛豆	0.33	蚕豆	0.18
乌塌菜	3.50	大蒜	0.24	大葱	0.18
干黄花菜	3.44	菱角	0.23	空心菜	0.16
韭菜	3.21	香椿	0.21	苋菜	0.16
荠菜	3.20	黄豆芽	0.17	芦笋	0.15
油菜	3.15	芦笋	0.17	香菜	0.15
芹菜	3.12	香菇	0.16	乌塌菜	0.15
茴香	2.61	黑木耳	0.15	叶用芥菜	0.14
南瓜	2.40	香菜	0.14	干黄花菜	0.14
空心菜	2.14	菊芋	0.13	菠菜	0.13
白菜	1.88	芹菜	0.12	香椿	0.13

表 2　含尼克酸、抗坏血酸较多的蔬菜

（mg/100g 食用部分鲜重）

蔬菜名称	尼克酸	蔬菜名称	抗坏血酸
香菇	23.4	辣椒	185
干黄花菜	4.1	青花菜	113
蘑菇	3.3	木耳菜	102
蚕豆	2.9	甜椒	89
豌豆	2.8	花椰菜	88
黑木耳	2.7	叶用芥菜	86
芡实	2.5	苦瓜	84
冬寒菜	2.0	菜薹	79
菱角	1.9	青蒜	77
毛豆	1.7	乌塌菜	75
芦笋	1.5	白菜	70
银耳	1.5	香椿	58
叶用芥菜	1.4	姜	56
茴香	1.3	荠菜	55
空心菜	1.2	油菜	51

富含矿物质的蔬菜

无机盐是人体的重要组成成分，虽然需要量较少，但在人体的代谢中起着重要的作用，特别是对人体的某些疾病能起到调解和控制的作用，而蔬菜中的矿物质基本上可以满足人体的要求（见表 3）。

富含碳水化合物和粗纤维的蔬菜

碳水化合物是人体的热能来源，有些蔬菜中也含有较多的碳水化合物（见表 4）。粗纤维不能被人体消化吸收，但能增加肠道的蠕动，有利于食物的消化（见表 4）。

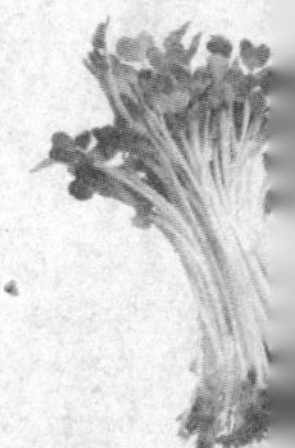

表3　含矿物质元素较多的蔬菜

（mg/100g 食用部分鲜重）

蔬菜名称	钙	蔬菜名称	磷	蔬菜名称	铁	蔬菜名称	钾
黄花菜	463	香菇	280	黑木耳	185	竹笋	2260
荠菜	420	慈姑	260	银耳	30.4	香菇	1960
银耳	380	毛豆	219	黄花菜	16.5	干辣椒	1470
黑木耳	357	蚕豆	217	芹菜	8.5	榨菜	1260
冬寒菜	315	黑木耳	201	菊芋	8.4	慈姑	1003
牛蒡	242	黄花菜	173	蚕豆芽	8.2	银耳	987
乌塌菜	241	香椿	120	牛蒡	7.6	木耳	773
雪里蕻	235	菊芋	119	豌豆苗	7.5	辣椒	695
木耳菜	205	根芹菜	115	毛豆	6.4	香菜	631
苋菜	200	芡实	110	荠菜	6.3	毛豆	579
香菜	170	黄豆芽	102	香菜	5.6	苋菜	577
芹菜	160	百合	91	苋菜	4.8	芋头	554
茴香	150	豌豆	90	红萝卜	4.6	香椿	548
白菜	141	青花菜	74	瓠瓜	4.5	荸荠	523
红菜薹	135	荠菜	73	佛手瓜	4.0	菠菜	502

表4　含碳水化合物、粗纤维较多的蔬菜

（mg/100g 食用部分鲜重）

蔬菜名称	碳水化合物	蔬菜名称	粗纤维
香菇	60.2	香菇	7.4
干黄花菜	60.1	黑木耳	7.0
芡实	31.1	干黄花菜	6.7
百合	28.7	牛蒡	2.4
慈姑	25.7	毛豆	2.1
菱角	24.0	根用芥菜	2.1
大蒜	23.6	韭薹	1.9
荸荠	21.8	香椿	1.5
莲藕	19.8	豇豆	1.4
芋头	17.5	荠菜	1.4
马铃薯	16.6	青蒜	1.3
山药	14.4	豌豆	1.3
豆薯	11.4	洋葱	1.1

【各类蔬菜的特色】

蔬菜的种类繁多，依食用部分的不同可分类为食根类蔬菜、食茎类蔬菜、食叶类蔬菜、食果类蔬菜、食花和种子类蔬菜以及其他类蔬菜。

食根类蔬菜 主要包括萝卜、胡萝卜、紫菜头、大头菜等。一般来说，根菜类蔬菜受农药的污染较少，营养丰富，是蔬菜中的佳品。

食茎类蔬菜 包括地下茎菜类和地上茎菜类两种。地下茎菜类主要包括土豆、藕、姜、山药等；地上茎菜类主要包括莴笋、苤蓝等。地下茎菜类蔬菜含糖类（主要为淀粉）较多，钙、磷、铁等无机盐含量比较丰富，有的还含有丰富的胡萝卜素，是应该多食的蔬菜之一。地上茎菜类种类较少，营养价值相对较低，食用较少。

食叶类蔬菜 包括大白菜、白菜、洋白菜、菠菜、生菜、韭菜等。此类蔬菜生长速度快，价格较低，含有丰富的多种维生素和无机盐，特别是纤维素的含量在众多蔬菜中名列榜首，经常食用有利于胃肠蠕动，促进消化。

食果类蔬菜 有瓜类蔬菜中的黄瓜、冬瓜、苦瓜、西葫芦、佛手瓜、南瓜等，这类蔬菜含水分高，多数有消暑利尿的作用；有茄果类蔬菜中的西红柿、茄子、辣椒等，这类蔬菜多带有颜色，含有较多的胡萝卜素和维生素 C，无机盐含量也较多；有豆类蔬菜中的豌豆、菜豆、扁豆、豇豆等，这类蔬菜大多蛋白质含量相对较高，维生素 B 和尼克酸的含量也比一般蔬菜多。

食花和种子类蔬菜 主要包括花椰菜、青花菜、黄花菜、豌豆、蚕豆和玉米等。这类蔬菜所含营养全面，价值较高，是很好的保健蔬菜。

其他类蔬菜 主要包括食用菌类蔬菜和野生蔬菜，这类蔬菜营养较高，属于高级蔬菜的范围。

【应季蔬菜品质好】

应季蔬菜多数是在自然环境中种植的，一般生产成本低，产量高，品质好，深受人们的青睐。而非应季蔬菜是在温室或大棚中生产的，由于光照不足、温度不适、水分不足等因素的影响，使得这类蔬菜在营养价值上没有应季蔬菜高，所以在食用上应多选择应季蔬菜，而不应片面地追求价高、新鲜的非季节蔬菜。

2. 如何除去蔬菜上残留的农药

【蔬菜食用前的处理】

地下茎菜类蔬菜在食用前要把泥土洗掉，切掉真根，必要时可切掉外皮后食用。地上茎菜类蔬菜，如果外皮较嫩的，可以带皮食用，因其外皮营养价值较高，如菜薹类蔬菜和榨菜等。

叶菜类蔬菜在食用前要去掉枯萎和腐烂的外叶。此外，有些叶类蔬菜要放在清水中浸泡，把叶面的农药溶解在水中，以减少对人体的污染。

果菜类蔬菜有一些在食用前要去掉外皮，经过浸泡就可加工食用了。

【怎样保存蔬菜】

蔬菜由于种类不同，其保存的时间和方法也不同。

有蜡质膜的蔬菜可以放在较干燥的地方，而无蜡质包被的蔬菜就要放在空气湿度较大的地方。

绿叶蔬菜不宜放在阴暗的地方，以免发黄和感染病菌。存放马铃薯一定要避光。葱、韭菜、蒜苗等蔬菜不要过早地剥掉变干的叶鞘。结球甘蓝、大白菜、生菜等蔬菜在贮藏时也不要剥掉外面较干枯的叶子(腐烂的叶子应除掉)。不急于吃的青蒜、葱、芹菜等蔬菜还可以在房前屋后的湿土中假植，有利于保持蔬菜的新鲜度。如需冰箱贮藏的蔬菜，要作较细致的整理，把部分质量较差或有损伤的蔬菜挑出来先食用，保留较好的贮藏。但要注意的是，洗净的蔬菜不要切碎放在冰箱中贮存。

【易受农药污染的蔬菜】

有关专家指出，一些易于生虫而又较难防治的蔬菜瓜果，农药污染最严重。根据检测结果综合分析，农药污染较重的蔬菜有白菜类（小白菜、青菜、菜薹等）、韭菜、洋白菜、黄瓜、花椰菜、菜豆、茼蒿等，其中韭菜受到的农药污染比例最大。因为韭菜的虫害——韭蛆常生长在韭菜的根部，影响韭菜的正常生长，表面喷洒杀虫剂难以奏效，所以不少农户往往用大量高毒杀虫剂灌根，而韭菜具有的内吸毒特征使得毒剂遍布整个株体，此外部分农药和韭菜中含有的硫结合后，毒性大增。

一般而言，叶子的嫩茎是合成蛋白质最佳的部位，所以易受虫害。而农药主要喷洒在蔬菜的叶片上，因此叶类蔬菜的农药残留相对来说就更为严重。茄果类蔬菜，如青椒、番茄等，嫩荚类蔬菜如豆角等，以及鳞茎类蔬菜如葱、蒜、洋葱等，农药的污染就相对较小。

【如何消除蔬菜上的残留农药】

清除蔬菜上的残留农药格外重要，主要有以下几种方法。

浸泡水洗法　这是清除蔬菜上污物、残留农药的基本方法，但清除农药污染的效率较低，主要用于叶类蔬菜，如菠菜、小白菜等。一般先用水冲洗掉表面污物，然后再用清水浸泡30分钟左右。果蔬清洗剂能增加农药的溶出，浸泡时可少量加入，浸泡后还要用流水冲洗几遍。

淡盐水浸泡　一般蔬菜先用清水冲洗，然后泡入淡盐水中15～30分钟，再用清水冲洗干净。对包心类蔬菜，可先切

开,再放入淡盐水中浸泡1小时,最后用清水冲洗干净。

碱水浸泡法 在蔬菜上喷洒的农药大部分是有机磷杀虫剂,而其在碱性环境下会迅速分解。具体做法是:先将蔬菜表面污物冲洗干净,然后浸泡到碱水(清水中加入适量的小苏打)中5~15分钟,再用清水冲洗几遍。

去皮法 削皮是一种较好的去除蔬菜表面残留农药的方法,适用于黄瓜、萝卜、冬瓜、茄子等,但要注意避免削皮后的再次污染。

加热法 一些杀虫剂随着温度的升高,分解会加快。此法常用于芹菜、菠菜、菜花、青椒、豆角等。方法是先用清水将表面污物洗净,再放入沸水中焯2~5分钟后捞出,然后用清水冲洗即可。

日光消毒 利用阳光中多光谱效应照射蔬菜,会使蔬菜中的部分残留农药被分解、破坏。据测定,蔬菜、水果在阳光下照射5分钟,有机氯、有机汞农药的残留量可减少60%。此外,对于方便贮藏的蔬菜,最好先放置一段时间,因为空气中的氧与蔬菜中的色酶对残留农药有一定的分解作用。

用淘米水洗 淘米水呈酸性,我国蔬菜目前大多用有机磷农药杀虫,而这些残留农药一遇酸性物质就会失去毒性。方法是将蔬菜在淘米水中浸泡10分钟,再用水洗净即可。

在实际生活中,可以将以上几种方法结合使用。特别值得注意的是,韭菜被污染的情况相对严重些,因此最好先用碱水浸泡1~2小时后再食用。

【误食被农药污染的蔬菜如何自救】

食用前,应采取各种措施去除蔬菜体中残留的农药。一旦出现中毒症状,一定要及时送至医院予以救治;但如果患者出现中毒症状后无法在2小时内送到医院,可采取下列相应的自救措施。

大量饮水 多次大量饮水可降低农药的浓度，减轻中毒。

诱发呕吐 用鸡毛探咽喉或用手刺激喉部，以诱发呕吐出中毒蔬菜，减轻中毒。

静脉注射 有条件的可及时进行静脉注射阿托品等解毒药物。

【蔬菜焯烫有技巧】

烧菜时，免不了要焯烫蔬菜，而焯烫蔬菜是有一定技巧的。操作的要点是：焯菜用的锅要大；焯菜用的水要多；火要旺；用大火将水烧沸；一次加入的菜要适量；以加入的菜和水混合后的温度不低于85℃为宜。操作时应将蔬菜迅速放入滚沸的水中，使其与空气隔绝。如果在焯菜的水中加些料酒和油，能使焯出的菜又绿又亮。

用这种方法焯烫的蔬菜，能将有害的草酸和硝酸盐除去90%以上，而对人体有益的胡萝卜素和维生素C可大部分被保留。

3. 蔬菜的保健作用

【有益健康的苦味蔬菜】

苦味菜中的苦味有机质，对人类健康大有裨益。这种物质不但能刺激味觉神经，还可加强肠胃功能，有利消化，并有利水消肿、清热解毒之功效。

香椿 性味苦、平。其嫩叶富含蛋白质、胡萝卜素、维生素C及钙、磷、铁等矿物质，具有清热化痰、解毒祛病之功效。另外，将香椿切碎外敷，可治疗疔痔、疥疮和肿毒。

苜蓿 性味苦、甘、平。将其茎叶炒菜，味道鲜美。经常食用，能使牙齿健美，眼睛明亮，对咳嗽痰多、胸闷食少、乳汁阻塞、小便不利等症有效。

苦瓜 性味苦、寒。其富含维生素C,并含有生物活性物质,能增强免疫功能,有利于皮肤再生和伤口愈合,故常吃苦瓜能增强皮肤活力,使皮肤细嫩洁白。另外,它还有清除邪热、缓解疲劳、清心明目之功效。

祖国医学认为,苦味食物一般具有清热、泻火、解毒、燥湿、通便利尿之功能,但过食苦味食物易导致消化不良、腹痛、食欲不振、胃部不适等症,故应辨证食用,因人而异。

【夏季宜食的蔬菜】

夏季气温高,湿度大,人体丢失的水分比较多,暑湿易侵入人体。同时,夏季病原菌滋生蔓延快,是肠道传染病多发的季节。在食用蔬菜时,必须注意多吃一些含水分较高的蔬菜,以及能够杀菌消毒、生津止渴、消除暑热的蔬菜,才能安全度夏。

多吃瓜类蔬菜 瓜类蔬菜中的水分,是经过多层生物膜过滤的天然、洁净、营养且具有生物活性的汁液,是任何饮用水所无法比拟的。瓜类中含水分较多的蔬菜有冬瓜、黄瓜、西瓜、甜瓜、丝瓜、佛手瓜、南瓜、苦瓜等。另外,所有瓜类蔬菜都具有高钾低钠的特点,有降低血压、保护血管的作用。

多吃凉性蔬菜 夏季对人体影响最大的是暑湿之毒,暑湿侵入人体后会导致毛孔张开,过多出汗,造成气虚,引起脾胃失调、消化不良等。加之人们食用动物性食物较多,体质呈酸性,多内热。因此适当多吃些凉性蔬菜,有利于生津止渴,除烦解暑,清热泻火,排毒通便。在夏季的蔬菜中,苦瓜、丝瓜、黄瓜、冬瓜、西瓜等都属于凉性蔬菜,其他像番茄、茄子、芹菜、木耳菜、生菜、芦笋、豆瓣菜、凉薯等也属于凉性蔬菜。这些蔬菜不妨经常食用。

多吃"杀菌"蔬菜 这类蔬菜主要是葱蒜类蔬菜,包括大蒜、洋葱、韭菜、大葱、香葱、青蒜苗等。这些葱蒜类蔬菜含有丰富的广谱杀菌素，对各种球菌、杆菌、真菌、病毒有杀灭和抑制作用。其中作用最突出的是大蒜，大蒜的有效成分主要是大蒜素。由于大蒜中的蒜酶遇热会失去活性，所以为了充分发挥大蒜的杀菌防病功能，最好生食。

【能够补血的蔬菜】

蔬菜中不但含有人体所需的各种维生素，同时还含有各种易于人体消化吸收的矿物质，特别是铁的含量比较丰富，有利于人体的补血。

常见的补血蔬菜有黑木耳、银耳、金针菜等，这三种蔬菜不仅含铁量最高，其他营养成分含量也较高，是蔬菜中的佳品。

菠菜　菠菜含有较多的铁质，对人体的缺铁性贫血有一定的调节作用，其含有的丰富胡萝卜素也有利于人体对铁质的吸收，所以菠菜是补血的重要蔬菜。

黑豆　黑豆又称乌豆，具有生血、乌发的作用，经常食用黑豆生成的蔬菜有很好的保健作用。妇女产后缺血也可用黑豆煮汤喝来补血。

胡萝卜　含有维生素 B、维生素 C，且含有胡萝卜素，对补血极为有益，所以胡萝卜煮汤是很好的补血汤饮。

萝卜干　萝卜干本来就是有益的蔬菜，其所含的维生素 B 极为丰富，铁质含量也很高，有利于补血。

【蔬菜的营养与炊具】

营养学家经过研究表明，用铁制炊具烹调的新鲜蔬菜，一般说来，维生素 C 的损失率为 8.5%，如果用铝制炊具烹调，则维生素 C 的损失率为 29.8%；另外，用陶瓦炊具煨汤，维生素 C 的损失率为 65.5%；使用高压锅则维生素 C 的损失率为 52%。所以，为了使新鲜蔬菜中所含的维生素 C 少受损失，炒菜时最好用铁锅；做汤汁类食物时，宜选用高压锅。

4. 蔬菜食用禁忌

【不宜食用的蔬菜】

新鲜木耳 新鲜木耳中含有一种卟啉类光敏感物质，人一旦食用后输送到血液中，经太阳照射后即可引起日光性皮炎，在肌肤暴露的部位出现瘙痒、水肿、疼痛，甚至发生坏死等现象，个别严重者还会因咽喉水肿而发生呼吸困难的不良反应。

发芽的土豆 土豆中含有一种叫做龙葵碱的物质，含量为2mg/100g。但在发芽的土豆中龙葵碱的含量会很高，少量的龙葵碱具有缓解痉挛的作用，大量的龙葵碱则对人体有毒害作用，轻者可引起恶心、呕吐、头晕、腹泻，严重的会造成死亡。

青色番茄 未成熟的青色番茄中含有一种和发芽的土豆相同的毒性物质，食用后口腔有苦涩感，食用较多会出现恶心、呕吐、头昏、流涎等中毒症状，生食危险性更大。

鲜黄花菜 鲜黄花菜中含有秋水仙碱，食后可被肠胃缓慢吸收。秋水仙碱在体内氧化后可形成剧毒物质，食用3~10毫克就可中毒致死。中毒后会出现恶心、呕吐、上腹痛、腹泻、头痛、头晕、口渴、喉干等症状，故鲜黄花菜不宜食用。但若加水浸泡，然后用开水焯烫，除去汁浆，加热炒熟后，则食用无妨。

无根豆芽 无根豆芽是用化肥催生的，所用的化肥如硫酸铵、硝酸铵、尿素等都是含铵类化合物。这些铵类肥料，在细菌作用下可转变成一种强致癌物——亚硝铵，可使人罹患胃癌、食道癌、肝癌等疾病。若发现豆菜粗壮发水，色泽不正，有铵臊味，大多是用化肥生发的，切记不要购买。

烂姜　腐烂的生姜能产生毒性很强的黄樟素，即使是吃了少量这种物质，也能被胃肠吸收，后很快转入肝脏，引起肝细胞中毒、变性，损害肝脏及其功能，故烂姜不宜吃。

老南瓜　老南瓜瓜瓤含糖量高，保管不善易使南瓜变质，人吃后便会中毒，出现头晕、嗜睡、全身疲乏无力等症状，严重的会上吐下泻。所以，吃久放的老南瓜时，一定要切开细心检查，若有酒精味应弃之不食。

未炒熟的豆角　鲜豆角（菜豆或扁豆）的豆荚和豆粒中分别含有皂甙和血球凝集素，俗称"毒扁豆碱"，这些毒素达到一定的浓度就会对人体产生毒害现象，但这些毒素在高温下就会分解，因此食用豆角时一定要炒熟。

【吃蔬菜也有禁忌】

肺结核、肾结石病人和缺钙小儿不宜吃菠菜、葱、茭白等含草酸丰富的蔬菜，因为草酸易与结石形成草酸钙结晶，影响人体对钙的吸收。

患胃溃疡、肺结核、食道炎、咯血、高血压、牙疼、喉疼、暴发火眼、痔疮等疾病的人不宜吃辣椒，因为辣椒中含有辣椒碱，刺激性强。

胃酸过多者在空腹时不宜吃西红柿，因为西红柿中含有大量的胶质、果质、柿胶酚和可溶性收敛剂等，人在空腹时胃酸分泌较多，这些物质与胃酸起化学反应后，可生成难以溶解的硬块充塞胃腔，引起胃胀痛和胃扩张。

服用单胺氧化酶抑制剂药物的人，不宜食用扁豆，因为扁豆中含有酪胺成分，可使血压升高，发生肺水肿等不适症状。

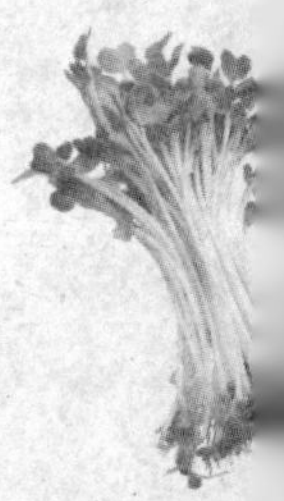

根菜类蔬菜

Shucai

【种类】

根菜类(食根类)蔬菜主要包括十字花科的萝卜、根用芥菜、芜菁、芜菁甘蓝;伞形花科的胡萝卜、根芹菜、美洲防风;菊科的牛蒡、菊牛蒡、婆罗门参;藜科的紫菜头(根用甜菜);豆科的豆薯;旋花科的山芋等蔬菜。

按食用根的形态又可分为肉质根类和块根类。肉质根类有萝卜、胡萝卜、大头菜、紫菜头等;块根类主要有豆薯和山芋。

【特性】

根菜类蔬菜是以根供食用的。由于这类蔬菜生长在土壤中,故农药对根部的污染较少,因而可以减少农药对人体健康的影响。

1. 萝卜

萝卜味辛、甘,性温。可宽胸膈、利二便、降气祛痰,熟食可补人。

【别名】

葖、莱菔、芦菔、土酥、破地锥等。

【特点】

萝卜是十字花科萝卜属中以肉质根供食用的二年生草本

植物。原产于我国。人们食用的是变态的肉质根。

萝卜的形状有圆形、扁圆形、圆筒形、圆锥形等，外皮有白、红、绿等颜色，肉色以白色为主，但也有绿色和红色的。

【上市时间和选购】

秋冬萝卜于秋末冬初上市，食用时间为冬春季节，品种有青萝卜和红萝卜。夏秋萝卜于夏秋季节上市，品种以白萝卜为主。

选购时，应以个大，外观周正，颜色纯正，个体坚挺，表面光滑，无根毛，无黑色斑点，无裂口，无歧根的为好。个体过大和发芽的萝卜易出现糠心，不要选购。白萝卜应选长圆柱形的，红萝卜应选扁圆形或圆形的，青萝卜应选短圆柱形的。

萝卜随买随吃，不要存放；若需存放，最好埋在湿沙土中。

【营养成分与食用方法】

萝卜每百克鲜品中含水分 95 克、糖 6.4 克、纤维素 1.7 克、维生素 C 29.0 毫克，以及维生素 B_1、维生素 B_2 和矿物质等。

萝卜中还含有淀粉酶、芥辣油和莱菔子素等物质。淀粉酶可促进碳水化合物的分解；芥辣油可促进胃肠蠕动，推动大便的排出；莱菔子素有解毒、抗炎的作用。

萝卜的食用方法因种类不同而不一样。青萝卜以鲜食为主，也可以生食、凉拌，还可作为其他蔬菜的配菜。红萝卜以熟食和做馅为主。白萝卜以熟食和加工为主。

【保健功效】

(1)**消食**：萝卜中的淀粉酶可以水解碳水化合物，有消食开胃的作用；芥辣油也有促进肠胃蠕动、帮助消化的作用。

(2)**生津止渴**：萝卜中含有较多的水分，食用后可以增加口腔中唾液的分泌量，达到生津止渴的作用。

(3)**清热化痰**：萝卜中含有的芥辣油不仅可帮助消化，而且可消除人体内热,具有清热化痰的作用。

(4)**免疫调节**:萝卜中含有的木质素,可以提高肌体的免疫功能,增强杀伤细胞的活力。

(5)**减肥**:萝卜中含有的大量淀粉酶,有利于碳水化合物的分解,减少脂肪在体内的堆积。同时萝卜中的辛辣物质——芥子油,可促进体内脂肪的新陈代谢。所以常吃萝卜可避免发胖,有利健康。

(6)**防癌、抗癌**:萝卜中含有一种活性物质——干扰素诱生剂,它能够刺激细胞产生干扰素,对胃癌、食道癌、鼻咽癌和子宫颈癌等癌细胞的分裂有明显的抑制作用。"干扰素诱生剂"的有效成分是双链核糖核酸,耐热性较差,遇热易分解,只有生吃萝卜才能使这种有效成分释放出来,起到防癌、抗癌的作用。

【食疗方】

(1)**糖尿病**:把新鲜的红萝卜洗净,捣烂取汁,饮用。每日早晚各服 100 克,连服 1 个月后,可明显减轻病症。此法对血糖、尿糖均有明显的调节作用。

(2)**脚臭**:取 1 个重约 100 克的萝卜,切几道口,放入 2500 克的水中煮沸 5 分钟,稍凉后将水倒入盆中,泡脚。早晚各 1 次,连续 4~5 天,即可祛除脚臭。

(3)**习惯性便秘**:白萝卜子(莱菔子)炒后研末,每次用温开水冲服 9 克,每日 2~3 次。

(4)**偏头痛**:鲜萝卜 1 个,捣烂挤汁,加少量冰片,仰卧,将萝卜汁滴入相应的鼻孔中。

(5)**小儿积食**:绿萝卜种子 100 克,炒熟研末,放入粥中食用。

(6)**崩漏**:生萝卜 1500 克,榨汁 250 克,加入白糖 30 克。温服,早晚各 1 次。

(7)**扁平疣**：新鲜萝卜500克，洗净，切成细丝，用纱布包裹，榨汁，早晚各服1次，每次150克，同时用棉花蘸汁液涂搽患处，每日4~5次。

(8)**细菌性痢疾**：干萝卜叶90~120克，水煎服，代茶饮。

(9)**高血压**：鲜萝卜榨汁，每日2次。

(10)**感冒**：白萝卜250克，切片，加水300克，文火煎煮至200克，分2次饮服。

(11)**冻疮**：白萝卜切片，烘热，睡前涂擦患处，至皮肤发红，连续至愈。

(12)**扁桃体炎**：白萝卜汁30毫升，甘蔗汁15毫升，加适量白糖冲服，每日3次。

(13)**哮喘**：白萝卜200克，水煎，加蜂蜜同服，每日2次。

(14)**上呼吸道感染**：萝卜1000克，橄榄250克，水煎代茶饮。

(15)**猩红热**：白萝卜125克，切片，加青果6克，捣碎后水煎服，每日2次。

(16)**胃痛**：白萝卜榨汁100毫升，加入少量姜汁温服，饭后饮，每日2次。

【注意事项】

萝卜不宜与水果同吃

蔬菜和水果中都含有较多的维生素，能为人体提供营养物质。但如果两者中所含的营养物质相互影响，就会妨碍人体的吸收，故有时蔬菜和水果不能同时食用。食入萝卜后，在体内会产生一种叫"硫氰酸盐"的物质，并很快代谢成硫氰酸；而橘子、苹果、葡萄和梨等水果中含有大量黄酮类物质，在肠道内能被分解转化成羟苯甲酸和阿魏酸，此类物质可加剧硫氰酸抑制甲状腺的作用，日久，可能诱发和导致甲状腺肿。因此，萝卜与水果不宜同食。

2. 胡萝卜

胡萝卜味甘，性平。有健脾补中、宽胸利气、安五脏、益智的功效。

【别名】

红萝卜、黄萝卜、番萝卜、丁香萝卜等。

【特点】

胡萝卜是伞形花科胡萝卜属中以肥大肉质根供食用的二年生草本植物。

胡萝卜原产于亚洲西部，我国于13世纪经伊朗传入，并培育成为长根形生态型。胡萝卜有短圆锥、长圆柱、长圆锥三种类型；外皮有橘红、橘黄、红褐、浅紫等颜色。

【上市时间和选购】

胡萝卜的种植时间为春季和秋季。秋胡萝卜在秋末冬初时收获，供应冬春季节，贮存条件好的可供应到翌年夏初季节。春胡萝卜在春季播种、夏季收获，可一直供应到秋季。

购买胡萝卜时，可选橙红或橙黄，表面光滑，无根毛，无歧根，不开裂，顶部不带绿色或紫红色，新鲜脆嫩，无萎蔫感，未长出叶芽，无异味，无污点的。不要购买水浸和受冻的胡萝卜。

胡萝卜可在室内放3～5天；如长时间存放，应放冰箱内。

【营养成分与食用方法】

胡萝卜中含有较丰富的蛋白质、碳水化合物、矿物质和维生素等，其中含有的胡萝卜素是蔬菜中较高的，食用后可经肠胃消化分解成维生素A。

胡萝卜以炒食为主，也可做馅、生食、凉拌。另外，胡萝卜特别适合加工，如在果茶等饮料的制作中加入大量的胡萝卜。

【保健功效】

(1)**补充人体营养**：胡萝卜中维生素的含量较高，经常食用能补充人体所需的维生素，特别是维生素 A，有利于人体健康。

(2)**预防老年病**：胡萝卜对老年人的食欲不振或消化不良、皮肤干燥症、夜盲症、高血压等病症有一定的辅助疗效。

(3)**预防心血管疾病**：科学家研究证实，每天吃 2 根胡萝卜，可使血液中的胆固醇降低 10% ~ 20%；每天吃 3 根胡萝卜，有助于预防心脏疾病和肿瘤等。

(4)**调节血糖**：胡萝卜中的某些营养物质，有明显降低血糖的作用，常吃胡萝卜可起到调节血糖、预防糖尿病的作用。

【食疗方】

(1)**麻疹**：鲜胡萝卜 200 克，香菜 150 克，荸荠 100 克，加适量水煎熬 20 分钟，煎成约 500 克的剂量，1 日服完，7 日为 1 疗程。

(2)**百日咳**：胡萝卜 200 克，红枣 12 个，加水 3 碗煎成 1 碗，喝汤吃胡萝卜和枣，随意分服，连服 10 余次。

(3)**小儿消化不良**：胡萝卜 250 克，加入少许精盐煮烂，取汁，每日分 3 次服完，连服 2 日。

(4)**高血压**：胡萝卜切丝，捣烂后放纱布中取汁，直接服用，每次 90 克，每天 2 ~ 3 次。

(5)**急性黄疸型肝炎**：鲜胡萝卜缨 250 克（或用干品 120 克），水煎服，每日早晚各服 1 次，连服 15 ~ 20 日。

(6)**小儿疳疾、夜盲症**：胡萝卜 250 克，猪肝 120 克，各切成薄片，加水煎煮，待猪肝熟时加入生姜、精盐、香油少许调味。食胡萝卜和猪肝，喝汤。

(7)**便秘**：胡萝卜 500 克挤汁，加适量蜂蜜调服。

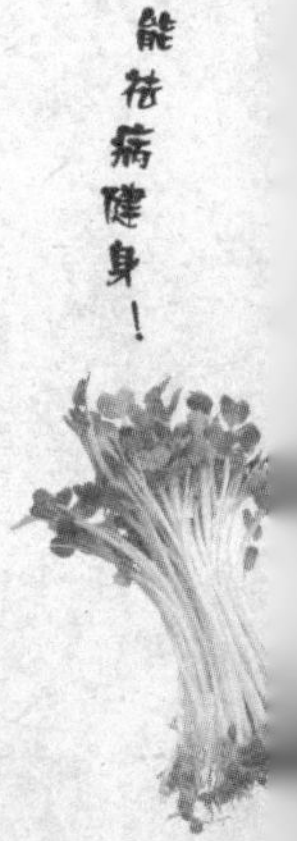

(8)水疸:胡萝卜叶90克,香菜60克,水煎服。

(9)麻疹:胡萝卜250克,荸荠250克,香菜100克,水煎服。

(10)小儿营养不良:胡萝卜1~2个,每日饭后吃,连服数日。

【小知识】

经常熬夜多吃胡萝卜

熬夜容易使人的眼肌疲劳、视力下降。胡萝卜含有较多的胡萝卜素,食用后可转换为维生素A,维生素A可调节视网膜感光物质——视紫的合成,能提高熬夜者对昏暗光线的适应力,防止视觉疲劳。

胡萝卜的科学食用

人们对胡萝卜的习惯吃法是生吃、凉拌,或者同其他蔬菜炒食。殊不知,这些均不符合营养原则。因为胡萝卜中的主要营养素是β-胡萝卜素,它存在于胡萝卜的细胞壁中,而细胞壁是由纤维素构成的,人体无法直接消化,惟有通过切碎、煮熟及咀嚼等方式,使其细胞壁破碎,β-胡萝卜素才能释放出来,为人体所吸收利用。

如果烹调时用压力锅炖,可减少胡萝卜与空气的接触,使β-胡萝卜素的保存率高达97%。另外,用油烹调后熟食,β-胡萝卜素在体内的消化吸收率可达90%,因为β-胡萝卜素是一种脂溶性物质,它只溶于油,而不溶于水。

而保持其营养的最佳烹调方法,一是将胡萝卜切成丝,加入调料后,用足量的油炒;二是将胡萝卜切成块,加入调料后,与猪肉、牛肉、羊肉等一起用压力锅炖15~20分钟。

3. 甘薯

甘薯味甘，性平。有补虚乏、益气力、健脾胃、强肾阴的功效。

【别名】

山芋、红薯、白薯、番薯、地瓜、红山药、金薯、金苕等。

【特点】

甘薯是旋花科甘薯属中以块根供食用的一年生或多年生蔓状草质藤本植物。

甘薯原产于南美洲，清《金薯传习录》中记载：“番薯种出海外吕宋，明万历年间闽人陈振龙贸易其地，得藤苗及栽种之法入中国。”目前我国除青藏等高寒地区外，其他各地均有种植。

甘薯外皮的颜色有白色、黄色、红色。白色的口味多干面，而红色的多甜口。肉色有紫、橘红、杏黄或白色。

【上市时间和选购】

甘薯夏季生长，秋季上市，供应秋、冬、春季市场。

购买甘薯时，宜选择块根坚挺，表皮光滑，无裂缝、无病斑、无擦伤（否则易感黑斑病），以及表皮有其特具的黄色或红色的。经过晾晒和贮藏的甘薯比鲜的品质好。

甘薯应放在通风干燥、温度较低的地方，不要放在高温和高湿之处保存。

【营养成分与食用方法】

甘薯中含有蛋白质、碳水化合物、胡萝卜素、维生素 C，以及钙、铁等。其中碳水化合物含量较多，脂肪含量较少。另外，β-胡萝卜素含量丰富，能为人体提供大量的维生素 A，同时还是钾的极佳来源。

甘薯以蒸食为主,也可烤食、煮食和炒食,还可当水果食用。

【保健功效】

(1)防癌抗癌:甘薯中含有一种抗癌物质,并具有消除活性氧的作用,而活性氧是诱发癌症的原因之一,所以食用甘薯有抑制癌细胞发生的作用。

(2)润肠通便:甘薯蒸煮后,部分淀粉发生变化,与生食相比可增加40%左右的食物纤维,能有效地刺激胃肠道蠕动。

(3)调节酸碱平衡:甘薯是碱性食物,能和酸性物质中和,对调节人体酸碱平衡、维持健康起着积极作用。

(4)防止动脉硬化:甘薯中含有一种黏蛋白的特殊成分,它能维持人体心血管壁的弹性,防止动脉发生硬化,并可使皮下脂肪减少,防止肝肾中结缔组织萎缩,预防胶原病。还可对呼吸道、消化道、关节腔等保持良好的润滑作用。

(5)减轻急性肝功能障碍作用:如果人体内活性氧和自由基产生过剩,就会引起肝功能障碍等疾病,而紫皮甘薯具有抗氧化功能和消除自由基的作用。

(6)美容作用:红薯可抑制人体黑色素的产生,能防止雀斑、蝴蝶斑和老年斑的出现,同时也能抑制肌肤老化,保持肌肤的弹性,延缓人体衰老。

(7)减肥作用:甘薯中含有丰富的胶原纤维素,有阻碍体内剩余的碳水化合物转变为脂肪的特殊作用,加之胶原纤维素与胆汁结合后,能降低血清胆固醇,可逐步消除体内的脂肪。

【食疗方】

(1)便秘、大便带血:新鲜红薯250克,洗净,切成块,与粳米100克煮成粥,放入适量白糖煮沸即可。

(2)**和血暖胃、少气乏力**：甘薯加红糖、生姜煮食，每日1次。

(3)**烦热口渴、口干咽痛**：甘薯生食有解烦热、去口渴的作用。若咽痛，则宜用甘薯粉加白糖，开水冲熟或煮熟食用。

(4)**血痢**：甘薯粉加蜂蜜调服，每日早晚各1次。

(5)**乳腺炎**：甘薯洗净去皮，切碎捣烂，敷于患处，有发热感时更换，如此敷数日，即可好转。

(6)**毒蛇、毒虫咬伤**：甘薯叶捣烂，加适量红糖外敷，干后更换。

(7)**河豚鱼或毒草中毒**：将大量甘薯叶捣烂，用开水冲服，催吐解毒。

(8)**高血压、高血脂**：甘薯块300克与粳米500克同煮粥，熟后食用。

(9)**带状疱疹、口疮**：取适量甘薯叶，捣烂敷于患处即可，经常更换。

(10)**夜盲症**：甘薯250克，猪肝200克，切块后同煮食用。

(11)**全身浮肿**：甘薯切片焯熟后，加适量食醋食用。

(12)**肠燥、产后便秘**：甘薯300～500克，切成块，用清水煮，变软后加适量糖、生姜2片，再煮片刻后食用。

(13)**病毒性肝炎**：甘薯100克，磨成末，加水调匀，用小火煮成稠状，加蜂蜜100克，一同煮沸后食用，每日2次。

4. 大头菜

大头菜味辛，性温。可宣肺豁痰、温中开胃、利九窍、明耳目。

【别名】

根用芥菜、疙瘩头等。

【特点】

大头菜是十字花科芸薹属中以肉质根供食用的二年生草本植物。大头菜是由芥菜演化而来的。

大头菜按形状分为圆锥根、圆柱根、荷包形根、扁圆根等类型，常见的为圆锥根类型。

【上市时间和选购】

大头菜的种植以夏秋季较多，上市时间多为秋末冬初。

购买大头菜时，以个大，外皮上部绿色、下部白色，表面光滑、没有伤口的为佳。

【营养成分与食用方法】

大头菜中含有蛋白质、膳食纤维、碳水化合物、胡萝卜素、抗坏血酸、钙、铁等营养成分。

大头菜主要是加工腌制咸菜，其成品清脆爽口，味道咸香，可开胃下饭，别有一番风味。

大头菜也可炒食，即把大头菜切成细丝，用旺火爆炒，再焖30分钟左右，加入适量醋即可食用。

大头菜具有很强的辛辣味，能促进食欲。此外，大头菜也可做汤食用。

【保健功效】

(1)**开胃消食**：大头菜中含有辣芥素，具有增强食欲、开胃消食的功效。

(2)**增强体质**:大头菜含维生素较多,有醒脑提神、宣肺豁痰、温中利气的功效,可治寒饮内盛、咳嗽痰滞、胸膈满闷等病症。

【食疗方】

(1)**头昏目暗、耳目失聪**:大头菜 100 克,切片,与 50 克粳米同煮粥,每日早晨服用。

(2)**急性乳腺炎、发热、恶寒**:大头菜根、叶共 200 克,捣烂加精盐外敷,发热即换,每日 2~3 次。

(3)**鼻衄**:大头菜榨汁 100 毫升,每日 2 次。

(4)**咯血**:大头菜 1~2 个,切碎后捣烂取汁,每日早晚饮 1 次。

(5)**牙龈肿烂**:大头菜的叶片适量,炒焦,研末,敷患处,每日多次。

(6)**胃寒呕逆**:鲜大头菜 250 克,生姜 10 克,切片后煎汤,加适量红糖,每日温服 2 次。

(7)**肺脓肿**:腌大头菜的卤汁,调水服用,每日 10 数匙,分 2~3 次服用。

(8)**便秘、小便黄赤**:将大头菜的种子研末,每次取 10 克,用温开水送服。

(9)**病后不思饮食**:咸大头菜 1 个,切丝,与适量粳米同放锅内煮粥,煮熟后加适量猪油(或花生油)调味食用。

(10)**咽喉肿痛、声音嘶哑**:大头菜 200 克,洗净切片,用开水微煮,含于口中,或慢慢咀嚼。

5. 紫菜头

紫菜头味甘，性温、平。可补中气、盈血亏、利肝胆、强身体。

【别名】

根用甜菜、红菜头、糖萝卜、甜菜、甜菜头等。

【特点】

紫菜头为藜科甜菜属中以肥大的肉质根供食用的两年生草本植物。

紫菜头原产于地中海沿岸，公元3世纪后作为蔬菜栽培，为欧美各国重要蔬菜，我国自明代传入。

紫菜头有球形、扁圆形、卵圆形、纺锤形和圆锥形等多种形状，以扁圆形的品质最好。

【上市时间和选购】

紫菜头以秋末冬初上市较多。

购买紫菜头时，以选择表面光滑、无龟裂，外皮深褐色，肉质鲜红色的为好。若表皮萎蔫，重量较轻，则可能已失水变糠，不要购买。

紫菜头应放在0~5℃的环境中保存，并注意保湿，冬季可放在较凉爽的室内。

【营养成分与食用方法】

紫菜头除含有常规的营养外，还富含糖分和矿物质，其糖分的含量可达15%。

紫菜头以炒食较多，也可凉拌，具有口感爽脆，甜味浓重的特点，还可以用精盐和其他调料腌渍或做成罐头食品。

【保健功效】

(1)**解毒保肝**:紫菜头中含有较多的糖分,能在肝内合成较多的肝糖原,有解毒保肝的作用。

(2)**治疗肝病**:紫菜头中含有甜菜碱,它能提供甲基,制造胆碱。胆碱能促进肝脏中脂肪的代谢,减少脂肪在肝脏的堆积,有预防脂肪肝和减少肝硬化发展的作用。

(3)**驱虫止泻**:紫菜头具有驱除体内寄生虫、止吐止泻、益气养血、强壮身体的功效,还可治疗胃溃疡等疾病。

【食疗方】

(1)**防治癌症**:将新鲜的紫菜头榨汁,饮用,每日 3 次,连服数日,对各种癌症有一定的辅助疗效。

(2)**清热透疹**:新鲜紫菜头 200 克,洗净切碎,与 100 克粳米煮成粥,每日早晚食用。

6. 牛 蒡

牛蒡味甘，性凉。有明耳目、利腰膝、消痈肿、散风除热的功效。

【别名】

大力子、蝙蝠刺、鐕翁菜、便牵牛、牛菜、鼠粘根、黑萝卜。

【特点】

牛蒡是菊科牛蒡属中以肉质直根供食用的二三年生草本植物。

牛蒡原产于亚洲，我国的东北至西南地区均有野生牛蒡的分布，种植历史比较悠久。《本草纲目》中载："牛蒡，三月生苗起茎，高者3～4尺，四月开花成丛，淡紫色，结实如枫球而小，萼上细刺百十攒簇之，一球有子数十颗。其根大者如臂，长者近尺，其色灰黪。七月采子，十月采根。"牛蒡从我国传入日本后，已成为日本的主要蔬菜。

【上市时间和选购】

牛蒡的上市时间由于品种的不同而不一样，春播的7月下旬上市；夏播的11月上旬上市；秋播的翌年4月上市。

购买牛蒡时，以选择个体较粗、较长，无外伤，外皮灰褐色，肉质白色的为佳。保存在温度较低、湿度较大的地方。

【营养成分与食用方法】

每百克牛蒡中含蛋白质4.7克、脂肪0.8克、碳水化合物3克、维生素B_1 0.02毫克、维生素C 25毫克、钙242毫克、铁7.6毫克等。

牛蒡以炒食为主，也可焯后凉拌或做汤，特别适合加工，如腌牛蒡和酱牛蒡等。食用前去掉伤残部分，洗净，切成一定的形状即可烹调食用。

牛蒡切后应立即放入清水中浸泡，既可防止切口氧化变褐，也可除去异味；或在水中加入 1 大匙醋，也可防牛蒡变黑。

【保健功效】

(1)**清喉利咽**：牛蒡有清热解毒、疏风利咽的功效，可用来治疗由感冒引起的发烧、咳嗽、咽喉肿痛等病症。

(2)**排毒利尿**：牛蒡味辛且苦，有降气排毒的功效，对疮疖肿毒、脚癣、湿疹等有一定的疗效，同时也有利于排尿。

(3)**防治传染病**：牛蒡有排毒的作用，对一些传染病有一定的预防作用，特别是对猩红热有明显的疗效。

(4)**壮阳补肾、抗癌**：牛蒡的嫩根有壮阳补肾的作用。同时，其中含有的黄酮甙类化合物，对恶性肿瘤具有一定抗性，常食对癌症有一定的控制作用及治疗效果。

【食疗方】

(1)**麻疹不透**：牛蒡子、葛根各 6 克，蝉蜕、薄荷、荆芥各 3 克，水煎，每日服 2 次。

(2)**早期急性乳腺炎**：用牛蒡的鲜叶 30 克或干叶 9 克，水煎，每天早、中、晚 3 次服用，或水煎当茶饮。

(3)**中耳炎**：将适量的牛蒡根捣烂取汁，滴入耳内即可，每日 3～4 次。

(4)**阳痿**：牛蒡子 60 克，水煎，代茶饮。

(5)**痔疮**：牛蒡、芦根各 100 克，猪大肠 200 克，共炖服用。

(6)**咽喉肿痛**：牛蒡子 9 克，板蓝根 15 克，桔梗 6 克，薄荷、甘草各 3 克，水煎服。

【注意事项】

孕妇不适宜大量服用牛蒡制剂，因为它会刺激子宫而影响胎儿发育。

7. 豆 薯

豆薯味甘，性凉。有生津止渴、除烦、化痰、消积、解酒的功效。

【别名】

沙葛、凉薯、地瓜、新罗葛、土瓜等。

【特点】

豆薯为豆科豆薯属中以地下块根供食用的一年生或多年生草质藤本植物。

豆薯原产于热带美洲，我国南方各省种植较多。

豆薯按形状分为扁圆、扁球和纺锤形。豆薯表面上有纵沟，表皮浅黄色，肉质白色。

【上市时间和选购】

豆薯一般在 8～10 月上市。

购买豆薯时，选外表整齐，无伤残，外皮浅黄色，肉质白色的为好。

【营养成分与食用方法】

豆薯每百克中含水分 85.2 克、蛋白质 0.9 克、碳水化合物 12.6 克、钙 21 毫克、铁 0.6 毫克、抗坏血酸 13 毫克、钾 111 毫克等。其中淀粉的含量较高。

豆薯肉质洁白、脆嫩、多汁、清甜，可生食或炒食，也可加工制成沙葛粉。食用前，应去掉外皮，切丝或切块食用。

【保健功效】

(1)**降糖降脂**：豆薯中的有效成分具有降低血脂、血糖的作用，对糖尿病、高血压、肥胖症有一定的食疗功效。

(2)**利尿去火**：豆薯中含有较多的水分，而且是纯净水分，食用后可增加排尿，对多种发热有一定的去火疗效。

(3)**防治心脑血管疾病**：豆薯对心肌缺血、心律失常、高血压、动脉硬化等病症有一定的防治效果。

【食疗方】

(1)**排毒防癌**：莲藕和豆薯切丝，加醋和冰糖浸泡，备用；枸杞子泡水 10 分钟；坚果类食物打成碎粒；香菜切成末。将所有原料混合拌匀，浇上调料，食用。

(2)**预防心血管疾病**：豆薯 2 个，洗净去皮切成丝，放入锅中大火煮开，再用文火煮 20 分钟，加适量调料。吃薯喝汤，每周 1 次。

(3)**暑热烦渴**：豆薯 1 ~ 2 个，洗净，去皮，切丝，加适量调味品凉拌；也可去皮后生食。

(4)**感冒发热、烦渴头痛**：豆薯 250 克，水煎服，每日 2 次。

(5)**高血压、大便秘结**：豆薯去皮，捣烂绞汁，用凉开水冲服，1 日 3 次，每次 1 小碗。

(6)**生津、解毒**：豆薯 1 个(约 200 克)，去皮切块，用白糖拌匀食用。

8. 根芹菜

根芹菜味辛、甘，性凉。可清热平肝、降压降脂、行淤止带。

【别名】

根洋芹、球根塘蒿等。

【特点】

根芹菜为伞形花科芹属中以肥大肉质直根供食用的二年生草本植物。

根芹菜原产于地中海沿岸的沼泽盐渍土地，由叶芹菜演变而来，1600年前意大利和瑞士已有种植根芹菜的记载。目前我国有少量种植。地上部分类似芹菜，地下部分肥大，呈圆球形。

普通根芹菜的叶比芹菜小，叶柄不发达，有苦味，赤色或褐色。

【上市时间和选购】

根芹菜的上市时间为秋末冬初。现在，结合温室和大棚种植，市场上一年中均有。

购买根芹菜时，选择肉质根肥大、叶柄鲜绿的。

【营养成分与食用方法】

根芹菜比叶芹菜营养价值高。每百克根芹菜中含蛋白质1.5克、脂肪0.3克、糖类3.5克、维生素C 8.0毫克、钙43毫克、磷115毫克、铁0.7毫克等。

根芹菜以脆嫩的肉质根和叶柄供食。叶柄的食用同芹菜，肉质根以炒食为主，也可切片焯后凉拌或做汤，还适合腌制。此外，根芹菜也是一种很好的药材。

根芹菜的须根较多，食用前应削干净，并把粗糙的外皮削掉，切成丝或片食用。

【保健功效】

（1）**增进食欲**：根芹菜中含有多种芳香油、维生素和游离氨基酸等营养物质，并具有特殊的香味，经常食用可增进食欲、帮助消化。

（2）**降压、健脑**：根芹菜同叶芹菜一样，具有降压、醒脑的作用。

（3）**清肠利便、促进血液循环**：根芹菜中含有较多的纤维素，可促进胃肠的蠕动，具有清肠通便、解毒消肿的功效。

【食疗方】

（1）**预防头屑**：根芹菜 100 克，番茄 1 个，去皮菠萝 140 克，同 1/6 个柠檬一起放入搅拌器中搅拌，每日取汁饮用。

（2）**高血压**：根芹菜 1 个，洗净，切丝，加适量水煎汤，每日早晚服用。

（3）**便秘**：带叶根芹菜 2 个，切后炒食或煮食，每日1 次。

（4）**便血**：根芹菜 1～2 根，洗净切碎，捣烂取汁，每日服用 6～7 杯。

茎菜类蔬菜 Shucai

【种类】

茎菜类(食茎类)蔬菜是指以茎或变态茎供食用的蔬菜，包括生长在地上和地下的。地上茎菜类有以嫩茎供食用的莴笋、菜薹(菜心)、茭白、石刁柏和竹笋等；有以肥嫩的肉质茎供食用的茎用芥菜(榨菜)、苤蓝等。地下茎菜类有块茎类的土豆、菊芋等；有根茎类的藕、姜和草石蚕等；有球茎类的荸荠、慈姑、芋头等。

1. 姜

姜味辛，性微温。有祛痰镇咳、治恶心呕吐、驱虫的功效。

【别名】

生姜、黄姜。

【特点】

姜是姜科姜属中以地下肉质根茎供食用的多年生宿根植物。原产于我国和东南亚等热带地区，我国台湾有野生种类。

【上市时间和选购】

姜喜温，生长期长。华北地区10月上市。

购买鲜姜，应选择坚挺丰满，表面光滑，呈浅黄色至黄褐色的。购买老姜也要表面光洁，外皮无破损的。

若姜皮剥落、发芽、皱缩或变紫色，则表示品质不良。

购买后的姜宜贮藏在 12℃左右的环境中。

【营养成分与食用方法】

每百克鲜姜中含水分 87.0 克、碳水化合物 8.5 克、蛋白质 1.4 克、脂肪 0.7 克、胡萝卜素 0.18 毫克、维生素 C 4 毫克，以及钙、铁等营养物质。另外，姜中还含有较多的挥发油、姜辣素及树脂、淀粉等。

姜在食用前应洗净，去掉伤残部分，切末、切片或切丝食用。

【保健功效】

(1)**解热镇痛**：生姜中所含有的特殊物质能刺激胃黏膜，引起血管运动中枢及交感神经的反射性兴奋，促进血液循环，兴奋胃功能，达到健胃、止痛、发汗、解热的作用。

(2)**助消化、止呕吐**：姜的挥发油能增强胃液的分泌和肠壁的蠕动，从而帮助消化，且姜中含有的姜烯、姜酮的混合物，有明显的止吐作用。

(3)**抑菌杀虫**：生姜提取液具有显著抑制皮肤真菌和杀灭阴道滴虫的功效，可治疗各种疮毒。

(4)**抑制癌肿**：生姜水提取液对子宫颈癌细胞有明显的抑制作用，抑制率高达 90%以上。

(5)**改善睡眠**：姜中含有的松果体素可起到诱导睡眠的作用，食用后可增加人体松果体素的含量，能够改善睡眠的不良状况。

【食疗方】

(1)**风寒感冒**：鲜芥菜 500 克，洗净切段；生姜 10 克，切片。一同加水 4 碗煮至 2 碗，放少许精盐调味，每日分 2 次饮。

(2)**久咳不愈或百日咳**：洗净去皮的生姜 6 克，切碎；柿饼 1 个，剖开；将生姜末夹于柿饼内，以文火焙热，同吃。

(3)**急性喉炎**:生姜50克,白萝卜100克,分别洗净,切碎,用洁净纱布绞汁,二液混匀,每日饮用3次。

(4)**萎缩性胃炎及十二指肠溃疡**:鲜生姜250克,红糖、菜油各500克,制成膏,食用。

(5)**急性细菌性痢疾**:鲜生姜45克,红糖30克,捣为糊,每日分3次服用,7天为1疗程。

【注意事项】

生姜辛温,不可一次食入过多,以免引起口干、咽喉痛、便秘、肠胃不适等症状;痈肿疮疖、目赤内热、便秘或痔疮患者,不宜食用。

【小知识】

夏日食姜有益健康

首先,可以增进食欲。夏日人体出汗过多,消化液分泌减少,而生姜中的姜辣素能刺激舌头上的味觉神经和胃黏膜上的感受器,增强胃肠蠕动和促进消化液的分泌。同时,生姜还能刺激小肠,使肠黏膜的吸收功能增强,从而起到开胃健脾、增进食欲的作用。

其次,可以起到解毒杀菌的作用。夏天,人们喜食瓜果蔬菜和生冷食品,这些食物不仅刺激肠胃,而且易使人感染病菌,引起呕吐、腹泻等病症。而生姜中所含的挥发油有杀菌解毒作用,故可避免病菌对人体的危害。另外,夏季气温高,鱼、肉等不宜保鲜,若在烧菜时放些生姜,既可调味,又可解毒。

最后,还能够起到驱风散寒的作用。夏日若食用冷制品过多,则易导致脾胃虚寒,出现腹痛、腹泻等症状。而生姜中的姜辣素能刺激心脏和血管,有温中、散寒、止痛的作用。生姜的挥发油可促进血液循环,对大脑皮层、心脏、延髓的呼吸中枢和血管运动中枢均有兴奋作用,可提神醒脑、疏风散寒,防止肚腹受凉及感冒。

2. 土 豆

土豆味甘，性平寒。生食能解药毒，熟食可厚肠胃、去热嗽。

【别名】

马铃薯、山药蛋、洋芋、地蛋、荷兰薯等。

【特点】

土豆为茄科茄属中以形成地下块茎供食用的一年生草本植物。原产于秘鲁和玻利维亚的安第斯山地区。据秘鲁利马挖掘的材料证明，土豆的种植约有8000年的历史，17世纪中叶传入我国。

土豆按外皮的颜色可分为白皮、黄皮、红皮和紫皮等品种。按薯块肉的颜色可分为黄肉种和白肉种。按形状可分为圆形、椭圆形、长筒形和卵形。

【上市时间和选购】

土豆的生长季节因地区不同而不一样。华北地区一般是春季种植，6月上市；秋季种植，10月上市。所以土豆的最佳食用期是夏秋和冬季。

购买土豆时，以选芽眼小而浅，表面光滑，个大而圆整，无裂缝和疮痂，无虫害和病斑的为佳。不要购买表皮已变绿、已发芽的。

购买时还要根据烹调方式来选择，如果用于煮食或炸食，应选择粉质（薯肉细腻，外表有光泽）特性好的种类；如果用于炒食，就要选择脆质（薯肉粗糙，切后有颗粒感）的种类。

土豆应放在通风干燥处贮存，不要放在阴暗潮湿的地方，以防止发芽。

【营养成分与食用方法】

土豆富含碳水化合物，每百克鲜土豆中含碳水化合物16.6克、水分79.9克、蛋白质2.3克、脂肪0.1克、胡萝卜素0.01毫克、维生素C 16毫克，以及钙、铁等营养物质。

土豆中所含有的蛋白质是完全蛋白质，赖氨酸的含量最高，脂肪含量很少。

土豆的食用方法较多，既可代替主食，又可用炒、炸、熘、拌等方式烹制菜肴，还可制作淀粉等。

【保健功效】

(1)**和中养胃、健脾利湿**：土豆含有大量淀粉以及蛋白质、维生素B、维生素C等，能促进脾胃的功能。其中还含有少量龙葵素，可减少胃液分泌，缓解痉挛，对胃痛有一定的缓解作用。

(2)**宽肠通便**：土豆含有大量纤维，能宽肠通便，帮助人体及时排泄毒素，可防止便秘，并能预防肠道疾病的发生。

(3)**降糖降脂、美容养颜**：土豆能供给人体大量的黏蛋白，可保持消化道、呼吸道以及关节腔、浆膜腔的润滑，预防心血管系统的脂肪沉积，保持血管弹性，预防动脉硬化。此外，土豆是一种碱性蔬菜，还能中和体内代谢后产生的酸性物质，有利于体内酸碱平衡，因而有极佳的美容养颜、抗衰老作用。

(4)**补充营养、利水消肿**：土豆含有丰富的维生素及钙、钾等微量元素，又易于消化吸收，能使体内的钠排出体外，有利于高血压和肾炎水肿患者的康复。

(5)**防中风、促减肥**：每天多吃土豆，可以减少脂肪的摄入，并使体内多余脂肪逐渐减少。此外，土豆还含有丰富的钾，能减少中风的危险。

【食疗方】

(1)**湿疹**：土豆洗净，切细，捣烂如泥，敷患处，用纱布包扎。每天换药 4～6 次，1～2 日后患部即明显好转，2～3 日后大部消退。

(2)**十二指肠溃疡疼痛**：将新鲜土豆，洗净（不去皮），切碎，捣烂，用纱布包好挤汁。每日早晨空腹服 1～2 匙，酌加蜂蜜，连服 2～3 周。服药期间禁忌刺激性食物。

(3)**毒蛇咬伤**：土豆根茎捣汁服用，效果明显。

(4)**腮腺炎**：土豆 1 个，以醋磨汁，擦患处，干了再擦，不间断。

(5)**胃痛**：将鲜土豆 100 克，生姜 10 克，榨汁，加鲜橘汁 30 克调匀，放热水中烫温，每日饮 30 克，分 3 次服。

(6)**便秘**：土豆捣烂取汁，每日早晨及午饭前后各服 150 毫升。

(7)**胃寒喜暖、消化不良**：土豆 500 克，去皮切块，猪肉 1000 克，切块，一同放入沙锅中用小火炖至八成熟，放入葱、姜、精盐等调味，至猪肉烂熟后即可食用。

【小知识】

发芽、变绿的土豆不能吃

食用土豆时要注意，土豆中含有一种叫龙葵素的毒素，如食用过量就会中毒。但在新鲜的、无芽、无腐烂的土豆中，这种物质含量极微，对人体没有影响。一旦土豆发芽、变绿或腐烂，龙葵素的含量就明显增加，过多食用会使人中毒，严重的会危及生命。

若土豆发芽、变绿不严重，可将发芽、变绿部分削去，切成薄片，放在水中浸泡 2 小时以上，因为龙葵素能溶于水而使其含量大大减少。

3. 藕

藕味甘，性平。可散淤血、生肌、止闷除烦、开胃、平肝火。

【别名】

莲藕、莲、水芙蓉等。

【特点】

藕是睡莲科莲属中以肥嫩根茎供食用的多年生水生植物。原产于我国和印度。

藕分为藕莲、子莲和花莲。藕莲是日常食用的藕，根状茎较肥大，外皮白色，肉质脆嫩，味甜；子莲以采收莲子为主，花多，结实多，莲子大，藕细小而硬，肉稍带灰色，品质差，不宜食用；花莲主要以开花为主，很少结子，藕茎细小，品质差，不能食用，主要供观赏和药用。

【上市时间和选购】

藕适于在温暖多雨的季节生长，所以江南多在 3～4 月种植，北方多在 5 月种植，上市时间一般为 9 月到翌年的 3～4 月。

购买时，应选择藕身短而粗，表面光滑平坦，水分足，无病斑，表面呈白色和淡褐色，每一节的两端无破损的为好。

如果藕身表皮粗糙，则表明失水过多，纤维化严重，品质下降。如果藕身上有破孔，应选择孔内干净的为佳。

藕应保湿放在冰箱中贮存。

【营养成分与食用方法】

藕营养丰富，含碳水化合物较多。每百克鲜品中含水分 77.9 克、碳水化合物 19.8 克，以及蛋白质、脂肪、胡萝卜素、维生素 C、钙、铁等营养物质，另外还含有棉子糖、水苏糖、果糖、蔗糖和多酚类化合物等。

藕的食用方法较多，最常用的是炒食，也可煮汤，凉拌，生食，或切成片腌渍、糖渍。

莲子是很好的滋补品，可煮粥、做汤。

藕在食用前，应削掉外皮的黑斑、伤残、黑皮，洗掉藕孔中的残泥。

【保健功效】

(1)**清热凉血**：藕生用性寒，有清热凉血作用，可用来治疗热性病症；藕味甘多液，对口渴、咯血、下血者尤为有益。

(2)**健脾开胃**：藕具有独特的清香，其中含有的鞣质，有极佳的健脾止泻作用，还能增进食欲，帮助消化，开胃健中，有利于胃口不佳、食欲不振者恢复健康。

(3)**益血生肌**：藕富含铁、钙等微量元素，植物蛋白质、维生素以及淀粉含量也很丰富，有明显的补益气血、增强人体免疫力的作用。

(4)**止血散淤**：藕含大量的单宁酸，有收缩血管的作用，可用来止血。

(5)**减肥作用**：莲藕的叶片中含有生物碱、黄酮甙等物质，能降低血脂，消除肥胖。

【食疗方】

(1)**烦渴不止**：生藕适量，捣烂绞汁，放入适量蜂蜜，调匀，分 2 次服。

(2)**上焦痰热**：取生藕、梨若干，共同捣烂后取汁，调和后服用。

(3)**呕吐不止**：生藕 30 克，生姜 3 克，洗净切碎，绞取汁液，分 3 次服。

(4)**热淋**：取生藕汁、地黄汁、葡萄汁各等份，调和后，每次

10克，加蜂蜜温服。

(5)**眼热赤痛**：藕1个，连节，以绿豆填满其孔，加水数碗，煎至半碗，食藕饮汁。

(6)**产后恶露不畅、痛经**：莲藕250克，桃仁10克，炖煮，用少量精盐调味，饮汤食藕。

(7)**尿路感染、尿血**：鲜荷叶汁250克，葡萄汁250克，生地200克。先将生地洗净，浸泡发透，再煎煮，每20分钟取煎液1次，共3次，合并煎液，以小火煎熬浓缩至较黏稠时，掺入藕汁、葡萄汁继续熬成膏状，加入1倍量的蜂蜜，至沸停火，待冷却后装瓶备用。每次1汤匙，沸水冲饮，每日2次。

(8)**吐血、咯血、尿血、便血、子宫出血**：藕节6个，捣碎加适量红糖煎服，用于止血，疗效甚佳。

【小知识】

新采嫩藕胜太医

秋令时节，正是鲜藕应市之时。鲜藕除了含有大量的碳水化合物外，蛋白质和各种维生素及矿物质的含量也很丰富。

中医认为，生藕性寒，甘凉入胃，可消淤凉血，清烦热，止呕渴，适用于烦渴、酒醉、咳血、吐血等症。妇女产后忌食生冷，惟独不忌藕，就是因为藕有很好的消淤作用，故民间有“新采嫩藕胜太医”之说。熟藕，其性也由凉变温，有养胃滋阴、健脾益气的功效，是一种很好的补品。而用藕加工制成的藕粉，既富有营养，又易于消化，还有养血止血、调中开胃之功效。

平时食用藕时，人们往往除去藕节不用，其实藕节是一味著名的止血良药，其味甘、涩，性平，富含天门冬素等物质，专治各种出血，如吐血、咳血、尿血、便血、子宫出血等症。

4. 榨　菜

榨菜味辛，性温。主通鼻、除肾脏经络邪气、利九窍、明耳目、安中、止咳、除寒冷气、去头痛、通肺消痰、利膈开胃。

【别名】

榨菜是茎用芥菜的加工品。茎用芥菜的别名有青菜头、菜头、包包菜、羊角菜和菱角菜等。

【特点】

茎用芥菜是十字花科芸薹属中以肉质茎为加工原料的一种草本植物。

茎用芥菜原产于我国，由叶用芥菜演化而来，在我国长江流域有悠久的种植历史。

茎用芥菜有两个品种，即适合加工的品种和适合鲜食的品种。一般适合加工品种的茎上生长的瘤较发达，而鲜食品种的瘤较小。

【上市时间和选购】

茎用芥菜在长江流域一般春季上市，上市后经过一定时间的处理即可进行加工。鲜食品种可从春季供应到夏季。

选购榨菜时，应选肉质茎比较丰满、色绿、个体较大的。购买鲜食的榨菜应马上食用，或放冰箱中保存。

【营养成分与食用方法】

榨菜的品质好，营养丰富，每百克鲜品中含碳水化合物 2.9 克、蛋白质 1.6 克、脂肪 0.2 克、维生素 C 25 毫克，以及钙、铁、胡萝卜素等营养物质。

榨菜系腌制品，主要作为咸菜食用，新鲜的榨菜也可炒食。

【保健功效】

(1)醒脑提神:榨菜含有大量的抗坏血酸,是活性很强的还原物质,参与人体重要的氧化还原过程,能增加大脑中氧含量,激发大脑对氧的利用,有醒脑提神、解除疲劳的作用。

(2)解毒消肿:榨菜有解毒的功效,能抗感染和预防疾病的发生,抑制细菌毒素的毒性,促进伤口愈合,可用来辅助治疗感染性疾病。

(3)开胃消食:榨菜有一种特殊的鲜香味,能加强胃、肠的消化功能,增进食欲,开胃,助消化。

(4)明目利膈、宽肠通便:榨菜的纤维较粗硬,含有胡萝卜素和大量食用纤维质,故有明目与宽肠通便的作用,可作为眼疾患者的食疗佳品,还可防治便秘,尤适宜于老年习惯性便秘者食用。

【食疗方】

(1)口腔溃疡及胃病:榨菜300克,洗净,切片或切丝,装碗中,倒入烧滚的酱油、醋,盖上碗盖,闷一会儿,将酱油、醋倒出即可食用,每日1次,连服7天。

(2)增强免疫力:将榨菜500克,洗净切成薄片,加1000克清水烧开,至榨菜变色发软时,捞出沥干。锅洗净后加入煮沸的牛奶150克以及精盐、味精,用淀粉勾芡后,放入榨菜,搅拌几下,即可食用。

(3)胃痛:将新鲜榨菜400克洗净,去皮,绞汁,取汁略加热,空腹饮用,每天2次,10天为1个疗程。

(4)妊娠呕吐:榨菜15克,梅干菜15克,瘦猪肉丝100克,食盐、味精适量,共煮汤,常服。

(5)产后补充营养:榨菜适量,洗去辣椒糊,切成细丝;瘦猪肉适量,切成细丝;香菜少量,切段。锅内加入汤(或清水)烧开,下肉丝、榨菜烧沸,加入香菜和其他调味品即成。

5. 竹 笋

竹笋味甘，性微寒。有利水道、止消渴、化热、消痰、爽胃的功效。

【别名】

笋，古代称为箘、竹萌、竹芽、竹胎等。

【特点】

竹笋是禾本科竹亚科中以肥嫩幼芽供食用的一类多年生常绿木本植物的统称。

竹笋原产于我国，《本草纲目》中已有记载。其类型众多，适应性强，分布极广。

竹笋是竹竿的雏形，纵剖竹笋可看见中部有许多紧密重叠的横隔，包在横隔周围的是肥厚的笋肉。

【上市时间和选购】

竹笋每年春季生长、上市。

购买竹笋时，应选笋头紧实，比较饱满的为好。竹笋应放在冰箱中保存。

【营养成分与食用方法】

竹笋每百克鲜品中含水分 88.1 克、碳水化合物 5.7 克、蛋白质 4.1 克、脂肪 0.1 克、胡萝卜素 0.08 毫克、维生素 C 1 毫克、钙 22 毫克、铁 0.1 毫克等。

竹笋以炒食为主，也可加工。食用时应把外皮削掉，然后切块或切丝炒食。

【保健功效】

(1) 开胃健脾：竹笋具有开胃、促进消化、增强食欲的作用，可用于消化不良。

(2)**通肠排便**:竹笋甘寒通利,其所含有的植物纤维可增加肠道水分的贮留量,促进胃肠蠕动,降低肠内压力,使粪便变软而利于排出,可用于治疗便秘,预防肠癌。

(3)**低糖、低脂**:竹笋富含植物纤维,可降低体内多余脂肪,消痰化淤,可用于治疗高血压、高血脂、高血糖等病症,且对消化道癌肿及乳腺癌有一定的预防作用。

(4)**增强免疫力**:竹笋中的植物蛋白、维生素及微量元素的含量均很高,有助于增强人体的免疫功能,提高防病抗病能力。

【食疗方】

(1)**痰热咳嗽、胸膈不利**:竹笋200克,煮熟,加生姜、醋等拌食,每日2次。

(2)**胃热烦渴**:竹笋250克,煮烂后食用,每日2次。

(3)**大便涩滞不利**:竹笋250克,煮粥或作菜食用,每日2次。

(4)**急性病发热、咳嗽**:冬笋50克,猪肉末50克,粳米100克,加适量精盐、葱末、麻油,煮粥食用。

(5)**小儿麻疹、水痘病初发热口渴、小便不利**:鲜竹笋50克,鲫鱼1条(约250克),煮汤食用,可促使透疹、疾病早愈。

(6)**久泻、久痢、脱肛**:鲜竹笋50克,粳米100克,煮粥常食。

(7)**产后虚热、心烦、手足心热**:鲜竹笋(最好是未长出土面的鲜竹笋)100克,水煎服,喝汤。

(8)**便秘**:鲜竹笋100克,炒食、煮食均可。

(9)**肾炎浮肿、心脏病**:竹笋100克,冬瓜皮50克,水煎服。

(10)**高血压、失眠**:鲜竹笋60克,夏枯草15克,槐花10克,水煎服。

【注意事项】

竹笋含有人体需要的营养素，但也含有人体不适用的成分——草酸盐。人们必须根据自身的健康状况来选食竹笋。患有泌尿系统疾病和结石的患者不宜多吃，因竹笋中的草酸盐易与其他食物中的钙质结合成难以溶解的草酸钙，会加重病情；儿童也不宜多吃，因为正处在成长发育期，骨骼的发育需要大量的钙质，而草酸盐会影响机体对钙质的吸收。

另外，竹笋乃寒性食品，有涩味，含较多的粗纤维，容易使胃肠震动加快，对胃溃疡、十二指肠溃疡、胃出血患者康复不利。为了减少草酸盐对人体的影响，食用时一般将竹笋在开水中煮 5～10 分钟，经高温来分解草酸盐，去掉涩味。

【小知识】

菜中珍品——竹笋

竹笋的种类繁多，大致可分为冬笋、春笋、鞭笋三类。冬笋为毛竹冬季生于地下的嫩笋，色白，质嫩，味美；鞭笋为毛竹夏季生长在泥土中的嫩杈头，状如马鞭，色白，质脆，味微苦而鲜。竹笋，自古被视为菜中珍品，清代文人李笠翁把竹笋誉为“蔬菜中第一品”，认为肥羊嫩猪也比不上它。

竹笋既为“山珍”，在吃法上也不同于一般蔬菜。古人有训：“食笋譬如治药，得法则益人，反是则有损。”因此，竹笋从采收到烹调都有讲究。采笋时应避风日，以防其本变坚，肉变硬。加工时尽量不用刀削，因竹笋肉一遇铁器往往会变硬、发死。存放时不宜去壳，以防失去清香的风味。

6. 苤蓝

苤蓝味甘，性平。有益肾、利脏腑、利关节、解菇毒的功效。

【别名】

球茎甘蓝、擘蓝、玉蔓菁等。

【特点】

苤蓝是十字花科芸薹属中以肉质茎供食用的二年生草本植物。

苤蓝起源于地中海沿岸，由野生甘蓝变异而来，德国种植最为普遍，16世纪传入我国。

苤蓝按球茎皮色可分为绿、绿白和紫色等，以绿白色较多见，品质好。

【上市时间和选购】

苤蓝在华北地区一般为春、秋两季种植，上市时间为5～7月和10月。东北和西北地区一般每年种植一次，上市时间多在9～10月。

苤蓝外皮呈鲜绿色或淡紫色，有扁圆形和球形。购买时应选外皮光滑，节点比较均匀，无伤口，有少量新叶，外皮不硬的为好。

【营养成分与食用方法】

苤蓝每百克鲜品中含水分93.7克、碳水化合物2.7克、蛋白质1.6克、维生素C 41毫克，以及钙、铁、胡萝卜素等营养物质。

苤蓝可去掉外皮切成丝后直接凉拌，也可切成丝后用开水焯一下再凉拌，还可炒食、烩菜和做馅。

【保健功效】

(1)**止痛生肌**：苤蓝的维生素含量十分丰富，尤其是其鲜品的汁液，服用后对胃病有一定的治疗作用。其所含的抗坏血酸等营养成分，能促进胃及十二指肠溃疡面的愈合。

(2)**宽肠通便**：苤蓝含有大量水分和植物纤维，可增加胃肠消化功能，促进肠蠕动，使大便顺利排出。

(3)**提高免疫力、防癌抗癌**：苤蓝所含的抗坏血酸和维生素 E，都有增强人体免疫的功能，能抑制亚硝胺的合成，因而具有一定的防癌抗癌作用。

【食疗方】

(1)**阴囊肿大**：苤蓝 100 克，商陆 20 克，共捣烂成泥，外敷阴囊，每日 3～4 次。

(2)**恶疮**：取苤蓝的叶子适量，捣烂后外敷患处，如脱落可再敷。

(3)**积食、积痰**：苤蓝 1 个，代皮切片，加适量水煎汤，煎 10 分钟后，加入适量精盐、香油等调味品，食菜喝汤。

(4)**中风不语**：苤蓝适量，切片，烧焦研末，吹入鼻中即可，每日 2 次。

(5)**大肠下血**：苤蓝 1 个，切丝，水煎服，每日 3 次，1 次 1 杯。

7. 山药

山药味甘，性温平。可补虚羸、健脾胃、除寒热邪气、益气、聪耳目。

【别名】

怀山药、薯蓣、玉涎等。

【特点】

山药是薯蓣科薯蓣属中以肉质块茎供食用的一年生或多年生缠绕性藤本植物。我国是山药的重要起源地和驯化中心之一。

山药有三个品种，一是扁根种，形似掌状；二是块根种，形似马蹄；三是长根种，形似棒状。其中以长形的滋补效果最好，块形的多用于加工。

【上市时间和选购】

山药一般春季种植，秋季收获。

购买山药时，可查看其切口处，若是已结疤、黑黑的，则不太新鲜；若切口处细胞毛细孔细微、较有黏性，则多为上品。

山药如需保存，放在阴凉处即可；同时，在山药的切口处用火烧一下，可延长保存期。

【营养成分与食用方法】

山药每百克鲜品中含水分 82.6 克、碳水化合物 14.4 克、蛋白质 1.5 克、胡萝卜素 0.02 毫克、维生素 C 4 毫克，以及钙、铁、胆碱、黏液汁、酶、薯芋皂甙等。

山药的黏液富含糖、蛋白质，内有消化酵素，可增强人体的消化能力，但易受高温破坏而丧失其作用。

山药以蒸食为主，也可炒食和焯后凉拌。

【保健功效】

(1)**健脾益胃、帮助消化**:山药含有淀粉酶、多酚氧化酶等物质,有利于脾胃消化吸收。

(2)**滋肾益精**:山药有滋肾益精的作用,凡肾亏遗精、妇女白带过多、小便频繁等症,皆可食用。

(3)**益肺止咳**:山药具有润清、滋补作用,可益肺气,养肺阴,治疗肺虚久咳等病症。

(4)**降低血糖**:山药含有的黏蛋白,有降低血糖的作用,是糖尿病患者的食疗佳品。

(5)**预防心血管疾病**:山药含有的黏蛋白、维生素及微量元素,能有效阻止血脂在血管壁的沉淀。

(6)**抗肝昏迷**:山药具有镇静作用,可用来抗肝昏迷。

(7)**免疫调节**:山药具有促进干扰素生成,增加 T 细胞活性,提高网状内皮系统吞噬功能和增进免疫等作用。

(8)**延缓衰老**:山药富含薯蓣皂(天然的 DHEA),能促进内分泌激素的合成和细胞的新陈代谢,提升肌肤保湿功能,并改善体质。

【食疗方】

(1)**脾虚久泻**:山药 30 克,扁豆(炒)20 克,薏米 30 克,莲肉 20 克,车前子 15 克,烘干,共研细末,每次 15 克,加冷水煮成糊服,每日 3 次,连服 3~5 天。

(2)**脾虚引起的食少、腹泻、消瘦**:生山药 15 克,研为细末,加大米 50 克,煮粥食用,每日 1~2 次。

(3)**小儿脾虚久泻**:山药 15 克,薏米 10 克,鸡肝 1 只。先将山药、薏米研成细末,用竹片把鸡肝削成片,拌上药末调匀,加醋适量,放于碗内置饭上蒸熟,早晚分 2 次食完。

(4)**咳嗽痰喘**:山药捣烂为半碗,加入甘蔗汁半碗,调匀,炖热服之,每日 2 次。

8. 莴 笋

莴笋味苦，性冷。有利五脏、通经脉、利气、强筋骨、通乳的功效。

【别名】

莴苣、莴苣笋、青笋、莴菜等。

【特点】

莴笋是菊科莴苣属中以肉质嫩茎供食用的二年生草本植物。

莴笋原产于亚洲西部及地中海沿岸，后传入我国。

莴笋按色泽可分为白笋、青笋和紫皮笋。

【上市时间和选购】

莴笋适应能力较强，可春秋两季种植，上市时间一般在夏季和秋末冬初。

购买时，应根据莴笋的种类选择适宜的外皮颜色，以直径较粗，无疤痕，掰开顶部有汁液流出，顶部带少量新鲜叶片的为好。

莴笋既可在室温下搁置，也可放在冰箱中保存。

【营养成分与食用方法】

莴笋每百克鲜品中含水分 96.4 克、碳水化合物 1.9 克、蛋白质 0.6 克、脂肪 0.1 克、胡萝卜素 0.02 毫克、维生素 C 1 毫克，以及钙、铁等营养物质。

莴笋的食用方法多种多样，可生食、凉拌和炒食，也可干制和腌渍。

【保健功效】

(1)**开通疏利、消积下气**：莴笋味道清新且略带苦味，可刺激消化酶分泌，增进食欲。其乳状浆液，可促进胃液和胆汁的分泌，增强各消化器官的功能，对消化功能减弱、便秘的病人尤其有益。

(2)**利尿通乳**：莴笋有利于体内的水电解质平衡，促进排尿和乳汁的分泌，对高血压、水肿、心脏病患者有很好的食疗作用。

(3)**治疗缺铁性贫血**：莴笋含有多种维生素和矿物质，具有调节神经系统的作用，其有机化合物中富含人体可吸收的铁元素，有利于缺铁性贫血病人食用。

(4)**防癌抗癌**：莴笋的提取物对癌细胞的抑制率达 90%，是极佳的防癌抗癌食品。

(5)**宽肠通便**：莴笋含有大量纤维素，能促进肠蠕动，有利消化，帮助排便。

(6)**安眠作用**：莴笋剥开皮后，茎、叶里会流出一种乳白色的浆汁，有特殊香味，味甘而微苦，中医将其入药，称为“莴亚片”。这种浆液无毒、具有镇静作用。神经衰弱者如果经常失眠，吸此浆液可消除失眠的困扰。

【食疗方】

(1)**小便不下、尿血**：取适量莴笋，洗净捣泥，制成小饼贴在肚脐上。

(2)**产后无乳**：莴笋 1～2 棵，切碎研泥，用适量高度白酒调匀服用；或莴笋、茭白各 100 克，加适量水和豆腐共煮，熟后以汤菜食用。

(3)**百虫入耳**：莴笋捣成汁，取适量直接滴入耳孔内，百虫自出。

(4)**母乳不足**：去皮莴笋 250 克，切成细丝，放入碗中，加精盐 10 克，腌制 15 分钟，挤出水分；另取海蜇皮 200 克，泡入清水中，洗净，切成细丝，与莴笋丝同拌，加精盐、味精调味；然后将麻油、葱加热煸香后浇在上面，即可食用。

(5)皮肤瘙痒：将1～2片莴笋叶放在锅里煮约3分钟，取其水擦洗患处，每天2次。

(6)荨麻疹：莴笋叶、丝瓜叶、紫苏叶适量，煎水洗患处，每天2～3次。

(7)沙虱毒：取莴笋叶适量，捣烂，敷于患处，经常更换。

(8)消渴、瘦弱：莴笋100克，粳米300克，猪肉末50克，同煮成粥，加调料食用。

(9)防癌降脂：莴笋125克，绿豆芽100克，沙丁鱼片96克，生姜丝4.5克，用油炒熟，当菜佐餐。

【小知识】

莴笋吃茎还是吃叶

据有关研究发现，人们在食用许多蔬菜时犯了“弃高食低”的错误，莴笋就是其中之一。实验分析结果证明，莴笋茎中的维生素C含量仅为叶中的1/16。如此一来，我们吃茎去叶的方法无异于是“买椟还珠”了。

此外，莴笋叶中所含的胡萝卜素是茎的73倍，所含维生素B_1是茎的2倍，维生素B_2是5倍。可见，莴笋叶丢弃不吃，实在是太可惜了。

9. 芋 头

芋头味甘、辛，性平滑。有宽肠胃、疗烦热、消淤血的功效。

【别名】

芋、芋艿、毛芋。

【特点】

芋头为天南星科芋属中以地下球茎供食用的多年生草本植物。原产于亚洲南部的热带沼泽地区，我国南方及华北地区多有栽培。

芋头品种很多，主要有青芋、白芋、野芋等。同时，又分茎用芋和叶用芋两种。

【上市时间和选购】

芋头一般在 8 月底到 9 月上市。

购买芋头时，应选择个体均匀，球茎节上有棕色鳞片毛，顶芽新鲜，无伤斑的为好。

芋头可在室温下贮藏，但夏季要保持低温。

【营养成分与食用方法】

芋头每百克鲜品中含水分 78.8 克、碳水化合物 17.5 克、蛋白质 2.2 克、脂肪 0.1 克、胡萝卜素 0.02 毫克、维生素 C 4 毫克，以及钙、铁等营养物质。

芋头以蒸食为主，也可炒食和加工。

【保健功效】

(1)**解毒消肿**：芋头含有一种黏蛋白，被人体吸收后能产生免疫球蛋白，亦称抗体球蛋白，可提高人体的抵抗力，对癌毒有抑制消解作用，可用于防治肿瘤及淋巴结结核等病症。

(2)**调节酸碱平衡**:芋头为碱性食品,能中和体内积存的酸性物质,调节人体的酸碱平衡,达到美容养颜、润发乌发的作用,还可用来防治胃酸过多症。

(3)**调补中气**:芋头能增进食欲,帮助消化,故中医认为芋头可补益中气。

【食疗方】

(1)**各种炎症和疼痛**:芋头捣烂如泥备用。取等量生姜捣烂绞汁,加入芋泥中,再加适量面粉搅如糊状,敷于患处(冬天则需加温后再敷),1天换1次。适用于胸膜炎、腹膜炎、阑尾炎、腰痛及腰肌劳损、坐骨神经痛、关节疼痛、肋间神经痛、跌打损伤、扭伤等症。

(2)**无名肿毒、头上热疖**:芋头加精盐少许,捣烂如泥,敷于患处,每日换2次。

(3)**大便干燥、妇女产后恶露不畅**:芋头250克,洗净去皮切片,粳米100克,同煮粥,调味食用,每天2次。

(4)**颈淋巴结结核**:生芋头3000克,晒干研末;海蜇300克(洗去盐);马蹄300克。后两味加水煮烂去渣,放入芋头粉制成小丸,每次6克,温开水送服,每日3次。

(5)**牛皮癣**:将等量的芋头和大蒜捣烂,外敷患处,每日4~5次。

(6)**脾胃虚弱**:芋头50克,猪瘦肉50克,煮食,每日2次。

(7)**久痢便血**:芋头100克,地榆30克,槐花30克,水煎服,每日2次。

10. 荸荠

荸荠味甘，性寒。有清热除烦、祛痰、消积、杀菌、止崩的功效。

【别名】

地栗、马蹄、乌芋、水芋、凫茈等。

【特点】

荸荠是莎草科荸荠属中以地下球茎供食用的多年生浅水性草本植物。原产于我国南部和印度。我国种植历史悠久，两千年前的《尔雅》中就有“芍，凫茈”的记载。目前我国南方地区种植较多，北方亦有少量种植。

荸荠按球茎中淀粉含量可分为水马蹄类型和红马蹄类型。水马蹄类型富含淀粉。

【上市时间和选购】

荸荠夏季生长，秋冬季上市。

选购荸荠时，以球茎圆整，个头大，色红亮而坚挺，含水分多，无腐烂，未抽芽的为好。

购买后的荸荠应放在湿度较大的地方，或装在塑料袋中放冰箱贮存。

【营养成分与食用方法】

荸荠每百克鲜品中含水分 74.5 克、碳水化合物 21.8 克、蛋白质 1.5 克、脂肪 0.1 克、胡萝卜素 0.01 毫克、维生素 C 3 毫克，以及钙、铁等营养物质。

荸荠中淀粉的含量较多，是制作淀粉的好原料。另外，荸荠中还含有较多的不耐热的抗菌及防癌的有效成分，有益人体健康。

荸荠既可作水果生食，亦可作蔬菜烧熟吃，还可作粮食代用品。

【保健功效】

(1)**清热化痰、生津止渴**：荸荠甘寒，能清肺热，同时因其富含黏液质，还具有润肺化痰、生津止渴的作用，可治疗肺热咳嗽、咯吐黄黏浓痰，以及热病津伤等病症。此外，对糖尿病也有一定的辅助治疗作用。

(2)**利肠化积、治疗便秘**：荸荠含有较多的粗蛋白、淀粉，食用后能促进大肠蠕动，起到助消化、通大便的作用。

(3)**利尿、杀菌、抗病毒**：荸荠水煎汤汁能利尿排淋、杀菌，对于小便淋沥涩痛有一定的治疗作用，可作为尿路感染患者的食疗佳品。同时，近年研究发现，荸荠含有一种抗病毒物质，可抑制感冒病毒，故能用于预防脑炎及感冒的传染。

【食疗方】

(1)**尿道感染、肾炎水肿**：荸荠200克，洗净，放入沙锅中煎汤，至熟，喝汤食荸荠，有清热利尿和消肿的作用。

(2)**发烧口渴、预防感冒**：将鲜荸荠250克洗净，甘蔗(根)去皮切成段，共入锅中煎煮，至荸荠熟后即可食用。本品具有清热消炎、生津止渴的功效，适宜于发热后期所致的心烦口渴、低烧不退等病症。

【小知识】

生吃荸荠要防姜片虫病感染

荸荠是一种水生植物。姜片虫是一种寄生在人体和家畜小肠的寄生虫，其虫卵排出体外进入水中，发育成囊蚴虫，附生于荸荠等水生植物表面，如果食用了这种荸荠就会感染姜片虫病。此病重者出现像溃疡病样上腹疼痛，儿童可导致贫血、消瘦、营养不良等病。姜片虫对外界抵抗力较强，能在30℃下生存。因此，食用荸荠时应洗刷干净后削皮，煮熟后食用更佳。

11. 芦 笋

芦笋味苦，性凉。有养心安神、降压、除烦、消抑肿瘤的功效。

【别名】

石刁柏、龙须菜等。

【特点】

芦笋是百合科天门冬属中以嫩茎供食用的多年生宿根草本植物。起源于地中海东岸及小亚细亚，20 世纪初传入我国。

芦笋按嫩茎生出的早晚分为早、中、晚熟三类，早熟类型嫩茎多而细，晚熟类型嫩茎少而粗。

【上市时间和选购】

芦笋的嫩茎在 10℃以上开始生长，15℃～17℃生成的嫩茎最好，所以芦笋一般以春季萌生的 2～3 次嫩茎供食用，其上市时间为春季。

购买芦笋时，应选择嫩芽呈绿色或白色，临近苞叶和顶端处略显紫色，笋条笔直，横切面为圆形，笋质脆嫩、挺阔、易折断，水分足，直径在 1.3 厘米、长度在 15 厘米以上的较好。

购买后的芦笋应保湿低温贮藏。

【营养成分与食用方法】

芦笋每百克鲜品中含水分 94 克、碳水化合物 2.5 克、蛋白质 1.8 克、脂肪 0.2 克、胡萝卜素 0.73 毫克、维生素 C 21 毫克，以及钙、铁、叶酸等营养物质。

芦笋可炒食、凉拌。烹调前，应在清水中浸泡 30 分钟左右，以除去苦味。

【保健功效】

(1)防癌抗癌:芦笋含有大量以天门冬酰胺为主的非蛋白质含氮物质和天门冬氨酸,也含有较多的甾体皂甙物质,这些物质对预防癌症有很好的作用。

(2)利尿、防水肿:芦笋对水肿、膀胱炎、排尿困难等病症有一定的疗效。

(3)防结石:芦笋能溶解胆囊中的凝石,可用于治疗胆结石。

【食疗方】

(1)清热抗癌:将芦笋250克洗净切丝,放入碗内,加精盐少许,腌渍片刻,滗去水,待用。炒锅置火上,油烧到八成热时,加入芦笋丝和黄豆芽150克,急火翻炒,加精盐、味精等调味,炒匀即成。此方特别适用于膀胱癌患者。

(2)降火祛痰:芦笋适量切丝;水发香菇洗净切丝,并把香菇浸出液滤清备用;猪肉适量切丝,并放入打碎的鸡蛋拌匀。把芦笋、香菇、内丝放锅内用油炒熟,加入香菇浸出液略煮,勾芡后出锅食用。每日2次。

【小知识】

十大名菜之首——芦笋

芦笋为百合科多年生草本植物石刁柏的嫩茎,不仅是营养丰富的蔬菜,而且是医疗价值颇高的良药,特别是其有特殊的防癌抗癌作用。药理研究表明,芦笋所含的芦笋甙结晶富含组织蛋白,能有效地控制癌细胞的生长,并含有一种"使细胞生长正常化的物质"。营养学研究人员还发现,芦笋含有微量元素硒,而硒的不断补足亦可抑制肝癌的发生、发展。

12. 茭 白

茭白味甘，性寒、滑。可去烦热、止渴、利二便、除目黄、止痢等。

【别名】

茭瓜、茭笋、菰首等。

【特点】

茭白是禾本科菰属中以变态肉质嫩茎供食用的多年生宿根水生草本植物。茭白原产于我国，由同种植物菰演变而来。菰在古代我国作为谷物种植，公元前 3～2 世纪菰开始向茭白演变。目前茭白主要分布在中国长江流域以南各地，华北地区有少量种植。

茭白根据季节可分为一熟茭和两熟茭，一熟茭为短日照植物，主要在南方种植，两熟茭可在南、北方种植。

【上市时间和选购】

茭白一般夏季生长，秋季上市。

购买茭白时，应选择茭体饱满，肉质茎洁白，无黑斑的为好。

购买后的茭白应立即食用，或放在冰箱内贮存。

【营养成分与食用方法】

茭白每百克鲜品中含水分 92.1 克、碳水化合物 4.6 克、蛋白质 1.5 克、脂肪 0.1 克、胡萝卜素微量、维生素 C 3 毫克，以及钙、铁等营养物质。

茭白以炒食为主，也可焯后凉拌或做汤。

【保健功效】

(1)*消渴利尿*：茭白中含水分较多，有清热解毒、消渴利尿的功效。

(2)**去邪气、防中毒**:茭白同盐与醋共食,有利于祛除五脏邪气,还可防治红脸酒渣鼻、白癞、红眼热毒等病症。

【食疗方】

(1)**酒渣鼻**:茭白30克,水煎代茶饮。同时还可用生茭白适量,捣烂如泥,外敷患处。

(2)**热病烦渴、小便不利**:茭白250克,白菜250克,切碎,加水适量煮汤,熟后加香油、精盐、酱油等调味品,饮汤吃菜。

(3)**饮酒过度、咽干口渴**:茭白500克,洗净,切片;鲫鱼500克,收拾干净;加水适量同煮,煮至鱼烂熟,再放少许精盐调味即成,取汤饮服。

(3)**高血压**:茭白60克,芹菜30克,水煎服,每日1剂,每日2次。

(4)**催乳**:茭白60克,通草10克,猪蹄1只,煮熟,吃肉喝汤,连服3天,每日1剂。

(5)**目赤肿痛**:茭白、黄芽菜各250克,切碎,共同煮汤,熟后加盐、醋调味,食菜喝汤。

(6)**体弱、心烦**:茭白100克,瘦猪肉75克,红柿椒50克,洗净,切丁,毛豆粒50克。先把肉炒熟,后煸炒红柿椒,再放茭白、毛豆粒和精盐,加少量水炒片刻,将已炒好的肉丁倒入锅中混合翻炒,加味精、白糖即成。

13. 菊　芋

菊芋味甘，性平。有利尿消肿、清热解毒、治消渴、消腮肿的功效。

【别名】

洋姜、洋生姜、鬼子姜等。

【特点】

菊芋为菊科向日葵属中以地下块茎供食用的多年生草本植物。起源于北美洲，我国各地有少量种植。

菊芋按块茎外皮的颜色分为黄皮种和白皮种两种。

【上市时间和选购】

菊芋夏季生长，秋末冬初上市。

购买菊芋时，应选择块茎较大，比较整齐，外皮呈淡黄色至浅褐色，内部呈白色的为好。

购买后的菊芋应立即食用。需要加工的可晾晒后再加工。

【营养成分与食用方法】

菊芋每百克鲜块茎中含水分 79.8 克、碳水化合物 16.6 克、蛋白质 0.1 克、脂肪 0.1 克、维生素 C 6 毫克，以及钙、铁等营养物质。另外，块茎中还含有芳香性挥发油，经加工后具有特殊的香味。

菊芋可炒食，但更多的是腌制和酱制。

【保健功效】

(1)**调节血糖**：菊芋中含有一种与人体胰腺生成的胰岛素结构非常相似的物质，可双向调节尿中血糖的高低。

(2)**清热解毒**：菊芋中所含的有效成分对因内热而引起的

头昏目眩、口鼻生疮等症有清热解毒、消肿利水的功效，同时对腮腺炎、无名肿毒亦有疗效。

【食疗方】

(1)面部褐色斑疹：取完整无损鲜菊芋1个，洗净，切成两半，泡入100克米醋中，浸泡48小时后取出，用菊芋涂搽斑疹，每日3~4次。

(2)糖尿病：菊芋30克，天花粉30克，葛根30克，麦冬10克，马蹄30克，水煎服，每日2剂。

(3)乳肿、小便不利：菊芋30克，白茅根30克，车前草30克，银花15克，木通10克，甘草6克，水煎服，每日2次。

14. 菜　薹

菜薹味甘，性温。有清热解毒、散血消肿、杀菌、降压、降血脂等功效。

【别名】

菜心等。

【特点】

菜薹为十字花科芸薹属中以花薹供食用的草本蔬菜。

菜薹起源于我国南部，由白菜中的一些品种演化而来，并形成了不同的品种。目前我国南方种植较多，北方种植较少。

【上市时间和选购】

菜薹的上市时间一般为夏季。

购买菜薹时，以选择花薹饱满，花蕾尚未开放，花茎基部较嫩，汁液较多，无斑点的为好。

【营养成分与食用方法】

菜薹每百克鲜品中含水分 94.5 克、碳水化合物 2.5 克、蛋白质 1.3 克、脂肪 0.2 克、胡萝卜素 1.36 毫克、维生素 C 20 毫克，以及钙、铁等营养物质。

菜薹可炒食、凉拌、做汤或当作配菜。

【保健功效】

(1)**清热去火**：菜薹色泽碧绿，清新爽口，营养丰富，可清热去火。

(2)**降脂**：菜薹具有杀菌和降血脂的功效，经常食用可去除体内过多的脂肪，达到减肥的目的。

【食疗方】

(1)**吐血**：菜薹 100 克，水煎服，每日 2 次。

(2)乳腺炎：菜薹100克，捣烂，外敷乳房。

(3)血痢腹痛：菜薹的茎叶100克，捣汁后每次取30克，加入蜂蜜10克，温后服用，每日2次。

【小知识】

不要吃茎弃叶

夏季正值白菜薹上市的季节。有"好吃"的人，将白菜薹的叶子掐掉不要，只取粗肥的茎和青椒、腊肉一齐炒，味道鲜脆可口。

这样食用科学吗？其实白菜薹的营养价值恰在叶子上。从科学的角度来讲，菜薹的"茎"应称"苔"，"苔"上方的叶子营养价值高、味道好；下方的"裤叶"则最好扔掉。从营养学的角度讲，食用白菜薹的茎时，最好保留外皮，因外皮富含粗纤维。

在食用其他蔬菜时也存在同样问题。多数人食用蔬菜通常去掉叶子只吃茎，像芹菜，其实芹菜的营养价值也在叶子上，只是因为叶子的口感异样，所以不被人们所喜爱。此外还有大白菜，颜色稍微青点儿的就比黄色的营养价值高。

叶菜类蔬菜

Shucai

【种类】

叶菜类蔬菜是指以叶片或变态叶片供食用的一大类蔬菜的总称，包括以叶片、叶柄和茎为食用的普通叶菜，如白菜、菠菜、芹菜、蕹菜等；有以结球叶片为食用的结球叶菜，如大白菜、结球甘蓝、结球莴苣等；有以香辛叶片为食用的香辛叶菜，如葱、韭菜、芫荽、茴香等；有以叶鞘基部膨大部分为食用的鳞茎类叶菜，如洋葱、大蒜、百合等。

【特性】

叶菜类蔬菜由于都是以叶供食用的，故在其生长过程中主要以营养生长为主，且多数耐寒或半耐寒。

1. 大白菜

大白菜味甘，性温。有通利肠胃、除烦宽胸、消食下气、解酒的功效。

【别名】

结球白菜、黄芽菜、白菜等。

【特点】

大白菜是十字花科芸薹属中以叶球供食用的二年生草本植物。原产于我国。

大白菜按叶球的抱合形态可分为散叶变种、半结球变种、花

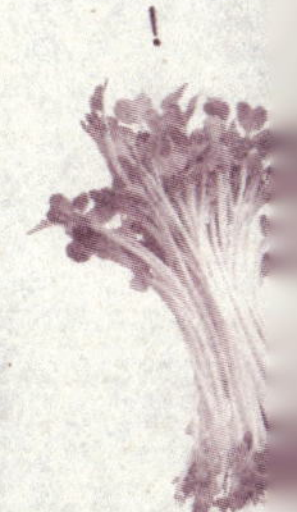

心变种和结球变种。散叶变种是结球白菜的原始类型，叶片披张，不形成叶球，可作为早春小白菜上市。花心变种能形成坚实的叶球，但球顶不闭合，叶片先端向外翻转，呈黄、蛋黄或白色，耐热性较强，夏秋早熟。结球变种是白菜的高级类型，球叶抱合成坚实的叶球，品质好，产量高，是种植面积较大的一种类型。

【上市时间和选购】

春夏型大白菜于春季种植，夏季上市，多为一些耐热的品种。秋冬型大白菜有鲜食和贮藏两种类型，鲜食的秋季中旬即可上市，贮藏的在冬初上市。此外，因品种不同，大白菜的外叶还可分为绿、淡黄、淡绿和白色。

选购白菜时，以结球紧实，外叶易折断，外叶深绿，新叶淡黄，叶片无病斑、无虫卵，并有白菜特殊香气的为好。同时，选购的大白菜要带一定数量的外叶，以保护新叶，并有利于外部叶片的营养向内部叶片转移。

【营养成分与食用方法】

大白菜每百克鲜品中含水分 95.4 克、碳水化合物 2.4 克、蛋白质 1.1 克、脂肪 0.2 克、胡萝卜素 0.04 毫克、维生素 C 19 毫克，以及钙、铁等营养物质。

大白菜外叶中含有较多的营养，食用前不要把外叶扔得太多。如需浸泡，要整菜浸泡，时间不要过长，以 2 小时为宜。要先洗菜后切菜，以减少水溶性维生素和矿物质的损失。切菜时，切块比切丝的维生素损失少，并要现炒现切。

大白菜的吃法很多。可取菜心横切加酱油、醋、香油凉拌生吃，也可炒、煨、熘等熟吃，还可作配菜、泡菜、腌菜、酸菜、酱菜、风味菜及脱水菜等。但白菜滑肠，不可过多冷食，气虚胃寒的人宜少吃。

炒大白菜时要旺火快炒，时间不要过长，以减少养分的损失。大白菜不宜蒸和焯着吃，否则营养损失较多。

【保健功效】

(1)**利肠通便、帮助消化**:大白菜中含有大量的粗纤维,可促进肠壁蠕动,稀释肠道毒素,帮助消化,促进排便,既能防止便秘,又有助于营养吸收。

(2)**消食健胃、补充营养**:大白菜味美清爽,开胃健脾,有助于增强人体免疫功能。

(3)**预防乳腺癌**:大白菜含有微量元素钼,可抑制体内对亚硝胺的吸收、合成和积累,故有很好的抗癌作用。

(4)**预防心血管疾病**:大白菜能降低人体中的胆固醇,增加血管弹性,预防动脉硬化和心血管疾病。

(5)**防治黄褐斑、老年斑**:大白菜富含维生素 E,维生素 E 是一种脂质抗氧化剂,能够抑制过氧化脂质的形成,可防止皮肤色素沉着,减缓老年斑的出现。

【食疗方】

(1)**感冒**:大白菜根 3 个,洗净,红糖 50 克,生姜 15 克,加水煎汤,代水饮,睡前服用效果更佳。

(2)**丹毒**:鲜白菜帮、绿豆芽菜、马齿苋洗净后捣烂,外敷患处,每日更换 1 ~ 2 次。

(3)**冻疮**:将白菜、辣椒煎水洗脚,能防治冻疮。冻疮患者还可用白菜心捣烂涂敷患处,能促进血液循环,疗效颇佳。

(4)**食欲不振**:大白菜 500 克,切成长条;干红辣椒 7.5 克切开、去籽,切成段。用油将辣椒炸焦,放入姜末、白菜,大火急速煸炒,加醋、酱油、精盐、白糖,用淀粉勾芡后即可装盘食用。

【美容方】

大白菜菜叶贴脸可治粉刺

大白菜菜叶中含有丰富的植物蛋白质与维生素 A、维生素 C,如把大白菜的中部叶片摊平、碾压成网糊状后,覆盖脸上,每 10 分钟换 2 ~ 3 次,可祛除粉刺。

2. 洋白菜

洋白菜味甘，性平。可益肾、利脏腑、利关节、解菇毒等。

【别名】

甘蓝、结球甘蓝、包心菜、包菜、圆白菜、卷心菜、莲花白、椰菜等。

【特点】

洋白菜是十字花科芸薹属中以顶芽形成叶球供食用的二年生草本植物。原产于地中海至北海沿岸，17世纪末传入我国。

洋白菜按叶球形态和叶片颜色分为普通甘蓝、皱叶甘蓝和紫甘蓝。普通甘蓝即为经常食用的洋白菜。若按叶球的形态可分为尖头类型、圆头类型和平头类型。其中圆头类型是市场上常见的品种。紫甘蓝的叶片呈紫红色，常用作配菜。

【上市时间和选购】

洋白菜是半耐寒蔬菜，我国华北地区的种植可分春、夏、秋三季，结合早春温室和大棚的种植，基本上可全年供应。

购买洋白菜时，以圆球状的品质为好。普通洋白菜的外叶颜色为绿色，紫洋白菜的外叶为紫红色，若颜色过浅则表示有过多外叶剥落，提示可能有明显病、虫为害或受到污染。若用手捏叶球顶部有紧实感，球叶彼此摩擦吱吱作响，即表示鲜而脆。若叶面有较多的蜡粉也是新鲜的标志。

【营养成分与食用方法】

洋白菜每百克鲜品中含水分94.4克、碳水化合物3.4克、蛋白质1.1克、脂肪0.2克、粗纤维0.5克、胡萝卜素0.02

毫克、维生素 C 38 毫克，以及钙、铁等营养物质。

洋白菜食用方法多样，一般是炒食、凉拌、腌渍或制干菜等。

【保健功效】

(1)**增强人体免疫功能**：洋白菜含有大量人体必需营养素，如多种氨基酸、胡萝卜素、维生素 C 等，可提高人体免疫力。

(2)**和胃健脾、止痛**：洋白菜中含有维生素 U，能促进胃、十二指肠溃疡的愈合。新鲜菜汁对胃病可有治疗作用。

(3)**防癌抗癌**：洋白菜中含有较多的微量元素钼，能抑制亚硝胺的合成，具有一定的抗癌作用。此外，洋白菜中的果胶及大量粗纤维能够结合并阻止肠内吸收毒素，促进排便，达到防癌的目的。

(4)**促进骨骼健壮**：洋白菜中含有丰富的维生素 A、钙和磷，这些物质可促进骨骼发育，防止骨质疏松，所以常食洋白菜有利于儿童生长发育和老年人骨骼健壮，对促进血液循环也有很大的好处。

(5)**控制血糖**：洋白菜中富含纤维素，可控制血糖浓度，而可溶性纤维素又能使胃部排空延缓，减缓小肠对葡萄糖的吸收。

(6)**补钙**：洋白菜中钙的含量与牛奶相当，多吃洋白菜可以预防成人的骨质疏松症。

(7)**减肥**：洋白菜是一种低脂肪、低热量的食物，适宜肥胖者食用。

(8)**预防心脏病**：洋白菜中的 β-胡萝卜素可以降低心脏病发作的风险，另外高含量的纤维素也有助于降低血中胆固醇的含量。

(9)**预防高血压**：洋白菜是低钠、高钾、低脂、低热量的食物，适合高血压患者食用。

【食疗方】

(1)**胃溃疡**：①新鲜洋白菜500克，洗净切碎，捣烂取汁，调入适量饴糖，每日早晚饭前各服200克。②洋白菜叶250克，柠檬1个，蜂蜜适量。洋白菜叶加水煮熟后捞起备用；柠檬榨汁加适量蜂蜜调匀，再和煮熟的洋白菜叶调和，一天分几次吃。

(2)**腹胀**：500克腌洋白菜卤汁，每日喝少许。

(3)**烫伤、烧伤、关节淤血、骨折疼痛**：洋白菜捣烂，与蛋白混合，外敷患处；或把洋白菜叶直接贴于患处，经常更换。

(4)**抗感冒、利心脏**：鸡蛋1只，打碎搅匀，淋入开水中，加调料，最后加入切碎的洋白菜，烧开即可。经常食用。

(5)**补肾填精、强身健体**：洋白菜100克切碎，猪肉末50克，小虾米10克，一起放入锅内用油煸炒，加入调料，放入用粳米煮的粥中搅匀即可。

3. 油　菜

油菜味甘，性平。可活血化淤、解毒消肿、利大小便。

【别名】

普通白菜、白菜、青菜、小白菜等。

【特点】

油菜是十字花科芸薹属中以绿叶供食用的二年生草本植物。油菜同大白菜一样起源于中国，是由野生芸薹演化而来的，在我国有长期的种植历史。

油菜在南方称作青菜或白菜，与南方种植的用于榨油的油菜不是一种类型，应称为普通白菜。根据形态特征和种植期可分为秋冬白菜、春白菜、夏白菜。秋冬白菜南方种植较多，有青梗和白梗之分。春白菜在北方种植较多。夏白菜又称为“火白菜”，在长江流域种植较多。

【上市时间和选购】

油菜虽可全年供应，但一般在蔬菜生产的淡季种植较多，上市量较大，所以上市时间以春秋季较多。

油菜有青帮和白帮两种类型。青帮油菜的叶柄为浅绿色，白帮油菜的叶柄为白色，北方以青帮油菜较多。选购时，以鲜嫩，叶片绿色，叶面光洁，没有蜡粉，折断叶片有清脆感，叶片上无虫眼和斑点，并有油菜的特殊香味的为好。

【营养成分与食用方法】

每百克鲜油菜叶片中主要含水分 93.5 克、碳水化合物 2.0 克、蛋白质 2.6 克、脂肪 0.4 克、胡萝卜素 3.15 毫克、维生素 C 51 毫克，以及钙、铁等营养物质。

油菜可炒食，也可作汤。此外，在锅仔系列中，油菜也是必备蔬菜之一。

【保健功效】

(1)**降低血脂**:油菜为低脂肪蔬菜,且含有丰富的膳食纤维,能与食物中的胆固醇及甘油三酯结合,并从粪便中排出,从而减少人体对脂类的吸收。

(2)**解毒消肿**:油菜中所含的植物激素,能增加酶的形成,可吸附人体内的致癌物,具有排毒、防癌的功能。

(3)**宽肠通便**:油菜中含有大量的植物纤维素,能促进肠道蠕动,缩短粪便在肠道停留的时间,可治疗便秘及预防肠道肿瘤的发生。

(4)**强身健体**:油菜含有大量胡萝卜素和维生素 C,有助于增强人体免疫能力。

【食疗方】

(1)**习惯性便秘**:油菜 500 克,洗净切段;鲜菇 100 克,洗净切块。锅中放油 100 克,烧至五成热时,将油菜倒入煸炒,再放入鲜菇和精盐、味精等调料,勾芡后食用。

(2)**丹毒**:取适量油菜,洗净后捣烂涂于患处,每日更换 2~3次;同时将油菜汁加温后服用,每次 30 克,每日 2~3 次。

(3)**无名肿毒**:将油菜捣烂绞汁,每次温服 1 小杯,每日 3 次;同时用捣烂的油菜敷于患处,每日 3 次。

(4)**诸虫入耳**:滴入 1 滴菜油,虫可爬出。

(5)**降血糖**:油菜 500 克,洗净切段,焯后捞出,以麻油、精盐拌食。

【注意事项】

变质的油菜中含有大量的硝酸盐和亚硝酸盐,食用后能引起缺氧中毒。所以,不要食用不新鲜的油菜。

4. 韭 菜

韭菜味辛、微酸，性温、涩。可除胃热、安五脏、活血壮阳。

【别名】

草钟乳、起阳草、壮阳草、懒人菜等。

【特点】

韭菜是百合科葱属中以嫩叶和柔嫩花茎供食用的多年生宿根草本植物。原产于我国，在我国有悠久的栽培历史。

韭菜按食用部位分为，以根为食用的根韭，分布在我国的云南地区，主要用于腌渍或煮食；以叶为食用的叶韭；以花薹为食用的花韭；以叶片和花薹为食用的叶花兼用韭，是种植最多，食用最多的种类。

【上市时间和选购】

韭菜是耐寒的多年生蔬菜，全年生产。从营养的角度来说，春季露地生产的营养价值要高一些，因为春季适合韭菜生长，同时生长时间较长，积累养分较多。

购买韭菜时，应选叶片绿色，叶片的基部为浅绿色至白色，用手掐叶片易折断，手捻搓叶片有韭菜芳香的。如叶片色泽过深，叶尖发黄或叶片上有蜡粉，用手掐叶片很硬，则表示韭菜过老。此外，还要选择植株鲜嫩，黄白色，不干尖，不腐烂的。

购买后的韭菜应放在低温保湿处贮藏。

【营养成分与食用方法】

每百克鲜韭中主要含水分 92 克、碳水化合物 3.2 克、蛋白质 2.1 克、脂肪 0.6 克、胡萝卜素 3.21 毫克、维生素 C 39 毫

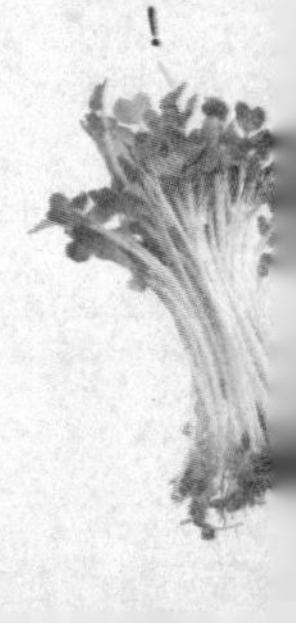

克，以及钙、铁等营养物质，同时韭菜中还含有一种特殊的挥发性物质——硫化丙烯，具辛香味，可增进食欲，并有一定的药用价值。

韭菜以做馅为主，也可炒食和做汤。食用前应择洗干净，用清水浸泡30分钟左右。

【保健功效】

(1)**补肾温阳**：韭菜性温，味辛，有补肾起阳的作用，可用于治疗阳痿、遗精、早泄等病症。

(2)**益肝健胃**：韭菜含有挥发性精油及硫化物等特殊成分，有助于疏调肝气，增进食欲，加强消化功能，对高血脂及冠心病患者也颇有好处。

(3)**行气理血**：韭菜的辛辣气味有散淤活血、行气导滞作用，适用于跌打损伤、反胃、肠炎、吐血、胸痛等症。

(4)**止汗固涩**：韭菜叶微酸，具有酸敛固涩作用，可用于治疗阳虚自汗、遗精等病症。

(5)**润肠通便**：韭菜含有大量维生素和粗纤维，能增进胃肠蠕动，治疗便秘，预防肠癌。

(6)**延缓衰老**：韭菜中含有一定量的硫化物，具有软化血管、促进淤血吸收、疏通微循环、增强免疫力等功效，可抗衰老。

【食疗方】

(1)**遗精**：韭菜籽5克，文火炒熟，与洗净的粳米50克、适量精盐一同下锅，加水熬煮成粥，日服2次，温热食用。

(2)**慢性便秘**：取带根韭菜适量，捣烂取汁，用温水加少许酒冲服，每次1杯，每日2次。

(3)**血带**：韭菜根60克，洗净，用水煎服，可治疗阳虚自汗。若去渣留汤加白糖服用，可治疗血带。

(4)**止吐**：韭菜250克，生姜25克，洗净，捣烂，用洁净纱布绞汁，放入锅内，再对入牛奶250克，煮沸，趁热食用。

5. 大蒜

大蒜味辛，性温。有归五脏、散痈肿、杀菌止痢、健脾除湿的功效。

【别名】

胡蒜

【特点】

大蒜是百合科葱属中以叶变成鳞芽构成鳞茎供食用的二年生草本植物。

大蒜原产于欧洲南部和中亚，最早在古埃及、古罗马和古希腊种植较多，当时仅作药用，后被食用。公元前113年汉武帝时代，张骞将大蒜从西域引入陕西关中地区，以后遍及全国。

大蒜按蒜瓣的大小分为大瓣蒜和小瓣蒜；按蒜瓣的皮色分为紫皮蒜和白皮蒜；按大蒜叶片的叶形和质地分为宽叶蒜、狭叶蒜和硬叶蒜。白皮蒜蒜瓣较多，蒜头大，辣味淡，适宜腌渍；紫皮蒜蒜瓣较少，辣味浓郁，品质优良。蒜薹是大蒜的花茎，营养价值较高，是一种高级蔬菜。独头蒜的产生是由于植株营养物质不足，影响鳞芽分化所致，一般辣味较浓一些。

【上市时间和选购】

大蒜在北方有秋播和春播两种。秋播大蒜在9月生长一定时间后进入冬眠，第二年继续生长形成蒜头，这种大蒜成熟期较早，产量高，特别是蒜薹的产量明显比春播大蒜高。

选购大蒜时，以个头大，蒜头坚实，分量重，蒜瓣不发芽、无异味、较干燥的大蒜为好。贮藏大蒜应放在通风干燥处，尽量不要移动，以避免营养的消耗。

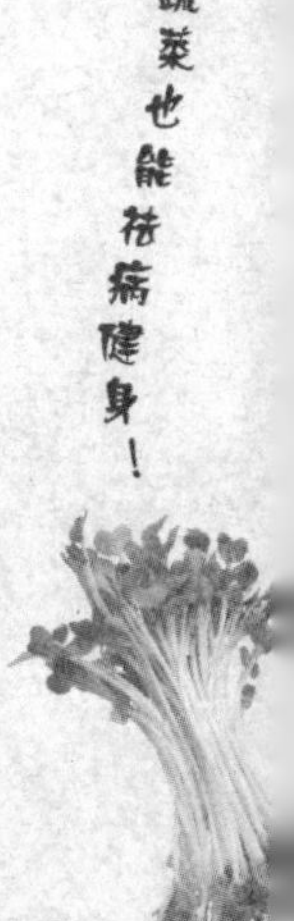

【营养成分与食用方法】

每百克蒜头中含水分69.8克、碳水化合物23.6克、蛋白质4.4克、脂肪0.2克、维生素C 3毫克,以及挥发油、多种氨基酸、钙、铁等营养物质。此外,大蒜中还含有大蒜素,它是由蒜氨酸经蒜氨酸酶的作用而形成的一种挥发性硫化物,具有特殊辛辣味,可增进食欲,并有抑菌和杀菌的作用。

大蒜主要作为调味品食用,生食可杀菌消食,同时还可加工腌制各种辣酱等。

大蒜在食用前把外皮剥掉后切成片待用,一般在空气中放置10分钟左右,待产生大蒜素后再食用则别具香辣味。

【保健功效】

(1)免疫调节:大蒜中含有蒜氨酸、大蒜素等成分,可增加吞噬细胞的数量,加强吞噬细胞的吞噬功能,提高淋巴细胞转化率,增强机体的免疫功能。

(2)抗癌作用:大蒜中含有的硫化物为抗氧化剂,能够清理体内的游离基,以预防游离基对人体正常细胞的破坏而衍生出癌细胞。

(3)调节血脂:大蒜中含有的大蒜素,能显著降低血脂,抑制血小板聚集,起到调节血脂的作用。

(4)杀菌作用:蒜体内的大蒜素,具有非凡的抑杀多种有害细菌、真菌的本领,如痢疾杆菌、伤寒杆菌,甚至金黄色葡萄球菌等。

【食疗方】

(1)感冒:大蒜、生姜各15克,切片,放入沙锅中加1碗水,煮至半碗水时放入适量红糖。每晚睡前服用,连服3~4天。

(2)急性肠炎:大蒜1头,捣烂如泥,混在适量米醋中,徐徐服用,每日2次。

(3)**食物中毒**:取独头蒜1个,雄黄粉1克,共捣烂如泥,用温开水服下。

(4)**蛲虫病**:取适量大蒜捣烂如泥,加入少许香油调匀,每晚临睡前涂于肛门周围。

(5)**细菌性痢疾**:大蒜4~5瓣,捣烂或切碎后用红糖水送服,每2小时1次。同时把捣烂的大蒜敷于肚脐眼及脚心处,效果更佳。

(6)**受寒腹痛**:大蒜1500克,酒醋各半,浸泡于瓶中,10天后即可服用,痛时每日3~5枚,连服一周。

(7)**咽喉肿痛**:大蒜2瓣,捣烂,涂鱼际穴处。

(8)**头癣**:独头蒜数个,捣烂,加食用油适量调成膏状涂患处,每日1次。

(9)**预防流行性脑炎**:大蒜生吃,温盐水漱口,每日3次;或大蒜60克,野菊花30克,煎汁漱口。

(10)**高血脂**:大蒜汁加奶油服用;或单饮适量大蒜汁。

(11)**阴道滴虫病**:大蒜5瓣,切片,水煎,熏洗外阴。

(12)**牙痛**:独头蒜煨热,敷贴痛处。

6. 大 葱

大葱味辛，性平、温。有发汗解表、健胃理气、消肿利二便的功效。

【别名】

普通大葱、四季葱等。

【特点】

大葱是百合科葱属中以叶鞘组成肥大假茎和嫩叶供食用的草本植物。起源于我国西部和俄罗斯的西伯利亚，是由野生葱经驯化和选择而来。

大葱按植株形态可分为普通大葱和分蘖大葱。普通大葱植株高大，葱白较粗，是北方食用较多的类型。此外，根据葱白的长短还可分为长葱白类型、短葱白类型和鸡腿型。

【上市时间和选购】

大葱一年四季均有，以秋末冬初的冬葱上市量最大，供应冬春季节的食用。

购买大葱时，以选择葱白较长、较粗，叶片葱绿色，不干尖，没有斑点的为好。春季购买时要特别注意叶片没有纤维化，叶尖没有被人为掐掉的。

冬季，大葱晒干后可直接放在室外，因为大葱不怕冻，其他季节可放在室内，有条件的可种植在土壤里，随吃随用。

【营养成分与食用方法】

每百克鲜葱白中主要含水分 91.6 克、碳水化合物 6.3 克、蛋白质 1.0 克、脂肪 0.3 克、胡萝卜素 1.20 毫克、维生素 C 14 毫克，以及钙、铁、挥发油等营养物质。此外还含具有辛香味的硫化丙烯。

大葱主要作为调味品食用，也可炒食和生食。

【保健功效】

(1)**解热、祛痰**：大葱的挥发油等具有刺激身体汗腺，发汗散热的作用，并可刺激上呼吸道，使黏痰易于咳出。

(2)**促进消化吸收**：大葱可刺激人体消化液的分泌，能够健脾开胃、增进食欲。

(3)**抗菌、抗病毒**：大葱中所含辣素具有明显的抵御细菌、病毒的作用，可抑制癌细胞的生长。

【食疗方】

(1)**感冒头痛**：葱白15克，切片；老姜18克，切片；茶叶9克，一起放入沙锅中加水煎煮，趁热服用，每日1~2次。

(2)**胆道蛔虫症**：葱白5~12根，取根部3厘米长，以文火用菜油将葱白炸黄，捞出冷却后食用。若能将炸葱白的菜油也喝下，其效果更佳。

(3)**头痛**：葱白50克，煮熟的青壳鸭蛋1个，去皮后与葱白用文火煮10~15分钟，吃蛋喝汤。

(4)**咳嗽**：带根葱白6根，生梨1只。把葱白和梨放锅里水煎，煎后吃葱和梨，喝汤，每日2次。

(5)**胃痛、消化不良**：葱白4根，红糖120克。葱白捣烂如泥，加红糖拌匀，置盘内蒸熟食用，每次9克，每日3次。

(6)**赤白痢疾**：葱白60克，粳米50克。把葱白切细和米煮粥，空腹食下，每天1次。

(7)**胸胁疼痛**：带根葱白10根，生姜50克，白萝卜2个。共同捣烂，炒热后用布包好，趁热敷在痛处，每日2次。

(8)**蛔虫性腹痛**：葱白捣烂取汁50克，与50克香油调匀，空腹服下，每日1次，小儿酌减。

(9)**蛲虫病**：葱白50克，加水100克，文火煮烂，纱布过滤备用。每次15克，于下午5时或晚8时灌肠。

(10)**流感性鼻炎、咽喉炎、结构性肺空洞、支气管扩张**:将鲜葱绞碎,用小块纱布包好,置入两个鼻孔中(别堵得太实),通过呼吸治疗,每天8次。

(11)**外伤**:用鲜葱制成纯浆剂外涂,可消炎、消肿。

(12)**驱除蛔虫和蛲虫**:可将葱与鲱鱼一同食用,30分钟后服下轻泻剂,便可将腹内寄生虫排出体外。

(13)**医治骨痂、赘肉**:可将鲜葱放入食醋中,煎煮后内服加外敷。

(14)**头痛**:将鲜葱捣碎,涂于太阳穴上,可以缓解疼痛。

(15)**咽喉炎、胃肠功能紊乱、痔疮、便秘**:服用鲜葱汁3~4次,每次1汤匙。

(16)**肺部疾病**:可用纯葱汁与等量的蜂蜜拌匀,每天服用5~6次,每次1汤匙,祛痰化淤效果尤其明显。

7. 洋 葱

洋葱味微辛，性温。可健胃增食、理气宽中。

【别名】

葱头、圆葱、玉葱等。

【特点】

洋葱是百合科葱属中以肉质鳞芽构成鳞茎的二年生草本植物。原产于中亚、西亚，伊朗、阿富汗北部有野生种分布，我国于 20 世纪初传入。

洋葱按葱头的形态可分为普通洋葱、分蘖洋葱和顶球洋葱。普通洋葱的葱头较大，产量较高，品质较好，是种植和食用较多的一种类型。普通洋葱按葱头外皮的颜色又分为红皮洋葱、黄皮洋葱、白皮洋葱。红皮洋葱外皮紫红至粉红色，辛辣味较强；黄皮洋葱外皮铜黄或淡黄色，味甜而辛辣，品质好；白皮洋葱外皮白绿至微绿色，肉质柔嫩，品质上佳。

【上市时间和选购】

洋葱的收获在 6 月，夏季到冬春季上市。

洋葱的各种栽培品种之间的色泽、形状、大小及辛辣味有很大差异，但共同的品质标准是鳞茎应被外部干的鳞片覆盖，且鳞茎坚挺，其颈部干燥而细，不留根盘，未发芽，无花茎抽出，用手捏顶芽处不凹陷。

洋葱耐贮藏，家庭贮存应放在通风干燥的地方。

【营养成分与食用方法】

每百克洋葱头中主要含水分 88.3 克、碳水化合物 8 克、蛋白质 1.80 克，以及脂肪、胡萝卜素、维生素、钙、铁等营养物质。

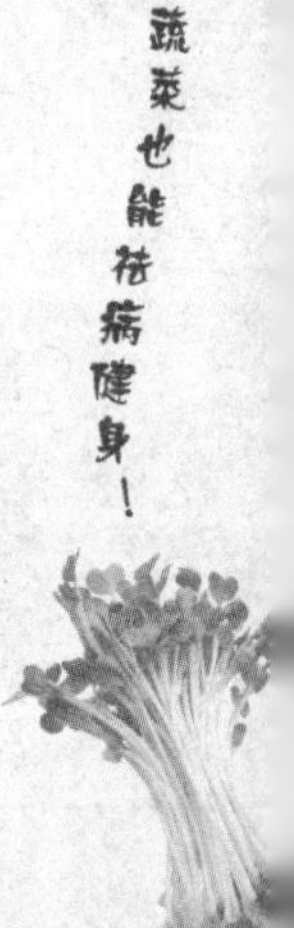

洋葱以炒食为主,也可生食,特别适合加工。

【保健功效】

(1)发散风寒:洋葱的鳞茎和叶子中含有一种油脂性挥发物,具有辛香辣味,这种物质能抗寒、抗流感病毒,具有很强的杀菌作用。

(2)降压降脂:洋葱是目前所知惟一含有前列腺素的植物,前列腺素是较强的血管舒张剂和软化剂,能减少血管和心脏冠状动脉的阻力,是高血脂、高血压患者的佳蔬良药。

(3)提神健体:洋葱有很好的提神作用,它能帮助细胞更有效地利用葡萄糖,同时降低血糖,供给细胞热能,是糖尿病、神志委顿患者的食疗佳蔬。

(4)解毒防癌:洋葱中含有一种名为"栎皮黄素"的物质,这是目前所知最有效的天然抗癌物质之一,它能控制癌细胞的生长,具有防癌抗癌的作用。

(5)抗突变作用:洋葱中含有的维生素和多酚类化合物能有效地阻止突变剂的诱变作用,从而防止人体由于突变而引起的病变。

(6)预防脑血栓的形成:洋葱汁含有一些能激活血溶纤维蛋白酶原的活性成分,具有阻止血小板的凝聚作用。

(7)增进食欲、帮助消化、杀灭细菌:洋葱中的洋葱蒜辣素,具有刺激消化腺的分泌作用,并对葡萄球菌、链球菌、痢疾杆菌及白喉杆菌具有杀灭作用。

(8)降糖作用:能有效地预防糖尿病。

(9)美容作用:洋葱中所含维生素既可促进表皮细胞对血液中氧的吸收,又有利于细胞间质形成,增强修复损伤细胞的能力,从而使皮肤清洁健康。

(10)防老年斑:洋葱中含有硫质和人体必需的维生素等营养成分,有助于去除面部疣斑,延迟皮肤老化。

【食疗方】

(1)**糖尿病**:洋葱100克,剥皮洗净,用开水浸泡20分钟,切成细丝,拌入适量调味品食用,每日2次,经常食用有一定的疗效。

(2)**防癌抗癌**:洋葱300克,洗净切碎,与粳米500克共入沙锅中煮粥,待粥熟时加入适量调味品即成。

(3)**痢疾**:洋葱1个,洗净切细丝,加适量水煎煮,每日2次,连服数日。

(4)**闭经**:红皮洋葱200克,切块,瘦猪肉100克,切块,猪肉先炖七八成熟,再加入洋葱继续炖,熟后共食,每天1~2次。

(5)**高血脂**:洋葱2个,洗净切丝后炒食或凉拌。

(6)**细菌性痢疾**:洋葱2个,切碎后榨汁,加入适量白糖后饮用,每日3~4次。

(7)**降血压**:红皮洋葱2个,剥下外皮加两碗半水煎煮,煎至一半时为止,空腹饮用。

(8)**风湿性关节疼痛**:洋葱、生姜各60克,鸡爪5只,共煮,早晚各服1次。

(9)**慢性肠炎、维生素缺乏症**:洋葱炒牛肉丝,每日2次,经常食用。

(10)**萎缩性胃炎、消化不良**:洋葱剥成瓣状,放入坛中腌一个月,每日食用少许即可。

8. 菠 菜

菠菜味甘，性冷、滑。主利五脏、除肠胃热、解酒精中毒、养血、止血、敛阴、润燥。

【别名】

赤根菜、波斯菜、鼠根菜、角菜、菠薐等。

【特点】

菠菜是藜科菠菜属中以绿叶、叶柄和花茎供食用的一二年生草本植物。原产于伊朗，于7世纪初传入我国。

菠菜按叶片的形状分为尖叶菠菜和圆叶菠菜。

【上市时间和选购】

菠菜四季均有上市。

购买菠菜时，以叶片挺拔、绿色、无伤残的为好。

购买后的菠菜可放在冰箱中贮存；也可把菠菜洗净切好后放在冰箱内冻藏，食用时从冰箱取出直接放在锅里即可。

【营养成分与食用方法】

每百克菠菜可食用部分主要含水分91.8克、碳水化合物3.1克、蛋白质2.4克、脂肪0.5克、胡萝卜素3.87毫克、维生素C 39毫克，以及钙、铁、草酸等营养物质。

菠菜的食用方法有凉拌、炒食、做汤等。凉拌时应焯后再食用。此外，不宜将菠菜和含钙较多的食物同食。

【保健功效】

(1)**通肠导便、防治痔疮**：菠菜含有大量的粗纤维，既可促进肠道蠕动，利于排便，又能促进胰腺分泌，帮助消化。对于痔疮、慢性胰腺炎、便秘、肛裂等病症有防治作用。

(2)**促进生长发育、增强抗病能力**：菠菜中所含的胡萝卜素，可在人体内转变成维生素 A，能维护正常视力和上皮细胞的健康，增加预防传染病的能力，促进儿童生长发育。

(3)**抗突变作用**：菠菜含有较多的多酚类化合物，能防止人体由于细胞突变而引起的病变。

(4)**预防缺铁性贫血**：菠菜中富含人体造血原料之一铁，常食可令人面色红润。

(5)**防止皮肤、内脏出血**：菠菜赤根中含有的维生素 K，具有防止皮肤、内脏出血的功效。

(6)**防治视网膜退化**：每周吃 2～4 次菠菜可降低视网膜退化的危险。菠菜中含有的类胡萝卜素，可防治太阳光对视网膜的损害。

【食疗方】

(1)**贫血**：①菠菜 60 克，洗净切段后水煮，煮开后放入适量姜丝、精盐等调味品，打入 2 个鸡蛋，每日服用 2 次。②菠菜洗净切段，猪肝切片，一同放入锅中煮，并放入适量的姜丝和精盐等调味品，待猪肝熟后即可食用。

(2)**便秘**：菠菜 200 克，洗净后切段，与 150 克切块的猪血共煮，熟后加适量精盐，喝汤，每日 2～3 次，可经常饮用。

(3)**高血压**：①菠菜根 60 克，山楂 15 克，水煎服，每日 2～3 次。②鲜菠菜 200 克，用热水烫熟，捞出，挤出水分，用香油拌匀，每日早晚食用。③菠菜洗净，放沸水中烫 2～3 分钟捞出，海蜇皮洗净切丝，放入沸水中烫后，与菠菜一同加生姜丝、葱丝、精盐、味精等拌食。

(4)**糖尿病**：①鲜菠菜 200 克，银耳 9 克，水煎服，每日 3 次。②鲜菠菜 250 克，洗净，切碎，加水同鸡内金 10 克共煎煮 40 分钟，然后下米 50 克煮成粥食用，每日 2 次。

(5)**脱发**：菠菜 50 克，洗净切碎，黑芝麻 20 克，一起炒熟后食用，每日 1～2 次。

(6)夜盲症:①鲜菠菜500克,捣烂取汁,每日2次。②菠菜500克,猪肝200克,一起炒熟,不加调料食用。

(7)风火赤眼:菠菜子,野菊花各适量,水煎服。

(8)肺结核:菠菜子150克,白芨100克,百部50克,研为细末,拌蜜为丸,丸重9克,饭后服用1丸。

(9)脱肛、肛门肿痛、痔疮:用适量菠菜和叶甜菜,焯后凉拌,经常食用。

(10)目昏:取菠菜250克,切段,胡萝卜150克,切丝,焯熟后,加适量调味品凉拌食用。

(11)便血、吐血:鲜菠菜250克,开水焯熟后,加香油和适量调味品拌食。

(12)气血淤滞、胸膈满闷:大米50克,煮成粥,放入切成段的菠菜一同煮烂,作早餐食用。

(13)尿闭:菠菜子13克,水煎服,每日2次。

(14)咳喘:菠菜子用文火炒黄,研末,每日2次,每次5克,温水送服,长期服用。

【美容方】

清洁皮肤

用菠菜汁洗脸,每周数次,连续使用一段时间,不但可清洁皮肤毛孔,还能减少皱纹及色斑,保持皮肤光洁。

【注意事项】

菠菜虽然营养丰富,但含有较多的草酸,容易与钙结合形成不溶性的草酸钙,影响钙质的吸收,甚至造成结石,值得特别留意。因此,在食用菠菜之前,先用沸水烫一下,可消除大部分草酸,但不可汆烫过久,以免其他营养流失。此外,菠菜性较冷滑,肠胃虚寒或经常腹泻的人,不宜大量食用。

9. 芹　菜

芹菜味辛、甘，性凉。有清热平肝、降压降脂、行淤止带的作用。

【别名】

芹、旱芹、药芹菜、兰鸭儿菜等。

【特点】

芹菜是伞形花科旱芹属中以肥嫩叶柄供食用的二年生草本植物。起源于地中海沿岸及瑞典等地的沼泽地带，我国由高加索传入。

芹菜依叶柄的颜色分为青芹和白芹。青芹植株高大，叶柄较粗，叶色较深，纤维多，香气浓；白芹植株较矮小，叶柄较细，叶色淡，品质好。依叶柄粗细可分为本芹（中国本土原有的芹菜）和西芹，本芹叶柄细，西芹叶柄粗。

【上市时间和选购】

芹菜是适应性较强的蔬菜，市场上全年供应。

选购时，以芹菜叶柄呈淡黄色至白色，叶片不发黄，无叶斑的为好。芹菜应放在冰箱内贮存，注意不要受冻。

【营养成分与食用方法】

芹菜鲜叶柄中含水分、碳水化合物、蛋白质、脂肪、胡萝卜素、维生素 C、钙、铁，以及较多的矿物盐和维生素类等营养物质，另外还含有具芳香气味的芹菜油。芹菜叶中含有的营养物质比叶柄中的高，食用时不要弃掉。

芹菜的食用方法有爆炒、凉拌、烩菜等。

【保健功效】

(1) **平肝降压**：芹菜含酸性的降压成分，有明显的降压作用，对于原发性、妊娠性及更年期高血压均有效。

(2)**利尿消肿**：芹菜含有利尿成分，可消除因肾脏疾病而引起的下肢肿痛。

(3)**防癌抗癌**：芹菜是高纤维食物，经肠内消化，产生一种抗氧化剂，可抑制肠内细菌产生致癌物质，同时还能加快粪便在肠内的运动，减少致癌物与结肠黏膜的接触，达到预防结肠癌的目的。

(4)**养血补虚**：芹菜含铁量较高，能补充妇女经血的损失，多食能避免皮肤苍白、干燥、面色无华，并且可使目光有神，头发黑亮。

(5)**减肥**：芹菜内的水分颇高，富含纤维，且还含有一些刺激全身脂肪消失的物质成分。

【食疗方】

(1)**小儿百日咳**：芹菜500克，洗净切段，加入少许精盐腌8小时，后捣烂绞汁，温热后服用，早晚各15克，连服10~15天。

(2)**失眠**：芹菜根90克，酸枣仁9克，加适量水煎服，每日早晚各服1次，连服20天。

(3)**高血压**：新鲜芹菜500克，切段后加适量水煎汤，加糖代茶饮；也可用芹菜250克，大枣10个，水煎，吃枣饮汤。

(4)**高胆固醇血症**：芹菜根10个，洗净捣烂，加大枣10个，水煎，分2次服，每日1剂，15~20天为1疗程。

(5)**咳嗽**：芹菜根、陈皮各9克，饴糖30克，一起用水煎服，每日1剂。

【小知识】

喝芹菜汁可助安眠

芹菜有镇定神经的作用。将半棵芹菜捣烂取汁，加蜂蜜和热水调匀后饮用，可使神经放松而安然入睡。此外，若依据口味稍微加点白酒或其他饮料，则效果更好。

10. 香 菜

香菜味辛，性平。有消谷利气、透疹的功效。

【别名】

芫荽、胡荽、香荽等。

【特点】

香菜是伞形花科芫荽属中以叶及嫩茎为菜肴调料的一年生草本植物。原产于地中海沿岸及中亚，我国在汉代由张骞于公元前 119 年引入。

香菜分为大叶品种和小叶品种。大叶品种叶片大，叶片上的缺刻少而浅，香味淡；小叶品种叶片小，缺刻深，香味浓。

【上市时间和选购】

香菜是耐寒蔬菜，市场上四季均有。

购买香菜时，宜选择颜色较深，叶柄和叶片较大，香味较浓的。贮藏香菜时应低温保湿，可用塑料袋装好放在冰箱里。

【营养成分与食用方法】

香菜含水分、碳水化合物、蛋白质、脂肪、胡萝卜素、维生素 C、钙、铁等营养物质，此外，还含具有辛香味的硫化丙烯。

香菜多作调味品食用，也可炒食、凉拌、做馅，或将香菜腌渍。

【保健功效】

(1)**清热透疹**：香菜的提取液能促进汗腺分泌，使人发汗，具有清热解表的功效，也可用于治疗麻疹。

(2)**和胃调中**：香菜辛香，能促进胃肠的蠕动，有开胃醒脾、调和中焦的功效，适用于各种胃凉、胃酸、消化不良等症。

(3)**醒目通气**：香菜具有特殊的香味，用其煎汤或加热，患

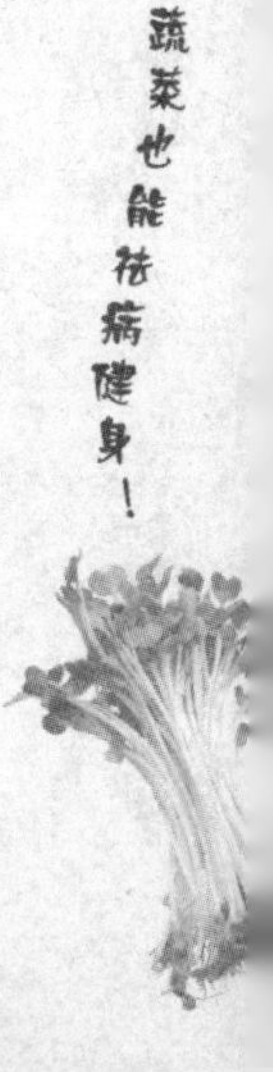

者闻后有醒目通气的功效。

(4)**提高视力**:香菜含有多种维生素,能清除内热,对提高视力、减少眼疾具有明显的作用。

【食疗方】

(1)**流行性感冒**:黄豆10克,浸泡5小时,泡涨后洗净,煮15分钟,再加入香菜30克,煮15分钟即可,喝汤吃豆和香菜,有清热解表的功效。

(2)**诱发痘疹**:新鲜香菜、栗子各150克,洗净切碎,放入沙锅中煎煮15分钟,喝汤,适用于小儿水痘。

(3)**胃弱、消化不良**:香菜籽、陈皮各6克,苍术9克,共用水煎,喝汤,每日2次,连服3天。

(4)**妊娠恶阻**:妊娠后反应强烈,可用鲜香菜30克,洗净切碎,放入锅中,与苏叶、藿香各3克,陈皮、砂仁各6克共煎煮,煮沸后倒入壶内,用鼻孔对准壶嘴吸气,每天数次,熏后要少吃多餐。

(5)**胃病**:将葡萄酒倒入广口瓶里,放入洗净的香菜,比例为1:1,密封1周即可,每天早、中、晚各服1小杯,连服3个月。如将香菜一起吃掉,则效果更好。

(6)**乳腺炎**:香菜叶250克,切碎捣烂,取汁,用高度白酒调匀后服用,每天2次。

(7)**麻疹**:香菜100克,水煎服,每日2次。

(8)**血淋、小便不通**:葵根1大把,香菜60克,加水2升煎至1升,加入滑石粉30克,分3次服用,温水送服。

(9)**肛门脱出**:香菜500克,切碎,用炎烧,以烟熏肛门即可。

11. 茴 香

茴香味辛,性温。有调中开胃、止痛、治肾劳阴冷、暖丹田的功效。

【别名】

小茴香、蘹香等。

【特点】

茴香是伞形花科茴香属中以嫩茎叶供食用或以果实为香料的草本植物。原产于欧洲南部和西亚一带。

茴香有大茴香和小茴香之分。大茴香在西北地区种植较多,小茴香在华北地区种植较多。

【上市时间和选购】

茴香是耐寒性较强的蔬菜,北方在春秋季随时种植收获,冬季在温室或大棚中也可种植,所以供应时间较长。

购买茴香时,选择叶片较绿,无黄叶,茎较脆嫩的为好。

购买后应放在低温潮湿的地方,或放在冰箱中贮存。

【营养成分与食用方法】

每百克茴香可食部分中主要含水分 92.9 克、碳水化合物 2.2 克、蛋白质 2.3 克、脂肪 0.3 克、胡萝卜素 2.61 毫克、维生素 C 28 毫克,以及钙、铁等营养物质。

茴香以做馅为主。

【保健功效】

(1)**抗菌杀菌**:茴香果实含有挥发油,油中有茴香醚等物质,具有抗菌杀菌的作用。

(2)**健胃行气**:茴香油能刺激胃肠神经,促进消化液分泌,增加胃肠蠕动,排除积存的气体。

【食疗方】

(1)**输尿管结石**:茴香籽适量,水煎服,每天1次。

(2)**胃痛**:茴香10克,洗净后煎煮,取汁液加红糖服用,可治疗胃冷痛、疝气痛。

(3)**小肠气腹痛**:茴香籽、胡椒等份,研末,用酒调成如黄豆大小的丸,每日早晚服用,每次20~30丸。

(4)**肾虚腰痛**:茴香籽炒熟研末,备用。猪肾洗净,切成薄片,每片相连不断,每层掺茴香末,裹好,煮熟后用酒送服。

(5)**尿频**:取适量茴香籽,淘净,加少许精盐炒熟,研末,糯米50克,煮成软熟,每日睡前拌茴香末食用。

(6)**十二指肠溃疡**:茴香籽30克,炒熟,猪肚1个,何首乌60克。将猪肚洗净,再将茴香籽、何首乌用纱布袋装好,扎口,三者同煮,以猪肚煮烂为度,取出纱布袋,将猪肚汤分成9份,每日服3次,3日服完。

(7)**胃寒腹痛**:茴香6克,研粉,分2次用红糖水冲服。

(8)**疝气腹痛**:茴香籽15克,炒焦研粉,分3次用开水冲服;或取等量茴香籽、橘核、山楂,分别炒后研粉,然后混匀,每日早晚用黄酒送服6克。

(9)**妇女月经疼痛**:月经前三天煎服茴香籽15克,连服3日;月经来后,用茴香籽、制香附各10克煎汤,加入红糖30克,分3次服。

(10)**鞘膜积液**:茴香籽15克,精盐4.5克,共同炒焦研成细末,再用两个青壳鸭蛋同煎为饼,每晚睡前以米酒配蛋饼同食,连服4天为1疗程,隔2天再服下个疗程。

12. 空心菜

空心菜味甘，性平、微寒。可清热凉血、利尿除湿、解毒行水。

【别名】

蕹菜、竹叶菜、藤菜、空筒菜等。

【特点】

空心菜是旋花科甘薯属中以嫩茎和叶片供食用的一年生或多年生草本植物。起源于我国和印度，广泛分布于热带地区，我国自古就有种植。

空心菜分子蕹和藤蕹两种。子蕹以种子繁殖，长势旺盛，茎较粗，叶片大，叶色浅绿，夏季开花结籽，是主要的栽培品种。藤蕹以扦插繁殖，旱生或水生，品质较好。

【上市时间和选购】

空心菜在南方种植较多，近年在北方也有大面积种植。上市时间为 6～9 月。

购买时，以选择叶片绿色，无虫斑，茎叶较嫩，植株不太大的空心菜为好。贮存空心菜应放在冰箱中。

【营养成分与食用方法】

每百克空心菜主要含水分 90.1 克、碳水化合物 4.5 克、蛋白质 2.3 克、脂肪 0.3 克、胡萝卜素 2.14 毫克、维生素 C 28 毫克，以及钙、铁等营养物质。

空心菜以炒食为主，也可焯后凉拌、做汤。空心菜烧煮后略有黏性，炒时可配冬菇、海米或猪肉丝等，亦可作煮面条的配菜。此外，还可制作泡菜。

【保健功效】

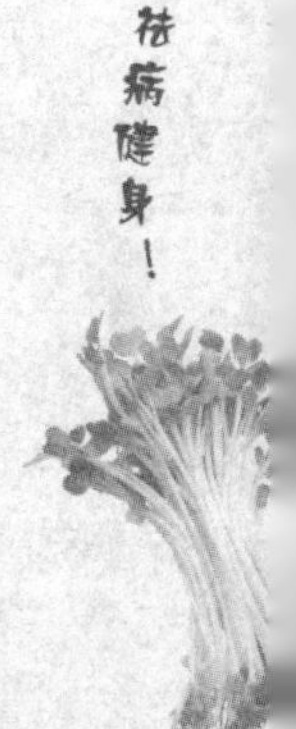

(1)**清热解毒,消肿止痛**:空心菜中粗纤维极为丰富,由纤维素、木质素和果胶等组成。果胶能使体内有毒物质加速排泄,木质素能提高巨噬细胞吞食细菌的活力,可杀菌消炎。

(2)**通便防癌**:空心菜中的大量纤维素可增进肠道蠕动,加速排便,对于防治便秘及减少肠道癌变有积极的作用。

(3)**洁齿防龋**:空心菜中含丰富的维生素C、胡萝卜素、叶绿素等营养物质,可保护牙齿。

(4)**降低血糖**:空心菜中含有胰岛素成分,能降低血糖,是糖尿病患者较好的食疗蔬菜。

【食疗方】

(1)**解毒**:误食野菌、毒菇、毒鱼藤、断肠草等中毒后,可把鲜空心菜捣汁后大量灌服。

(2)**各种出血**:带根空心菜和白萝卜等量,共同捣烂,绞汁1杯,以蜂蜜调服,对肺热咯血、鼻出血或尿血等症效果明显。

(3)**祛暑消渴**:鲜空心菜125克切段,荸荠7个切片,一起煮汤,每日2~3次。

(4)**龋齿痛**:鲜空心菜根125克,醋、水各半,煎汤含漱。

(5)**痔疮**:空心菜1000克,加水煮烂,去渣滤过,加白糖200克,同煎如饴糖状,每日早晚各1次,每次150克。

(6)**皮肤湿痒**:鲜空心菜适量,水煎15分钟,微凉后洗患部,每日1次。

(7)**痱子、湿疹、虫咬伤**:空心菜洗净,加少许精盐捣烂,取汁调酒服用,并用渣涂抹患处。

(8)**热痢**:带根鲜空心菜400克,水煎服,每日2次,每次1剂。

(9)**妇女带下**:鸡蛋2个,用油煎熟,备用。带根空心菜250克,用水煮熟后,再放入鲜木槿花60克和煎蛋,一同煮沸即成,可酌加精盐调味,喝汤吃蛋、菜。

13. 生　菜

生菜味苦，性寒。有壮筋骨、利五脏、开利胸膈、疏通经脉、益脾气的作用。

【别名】

叶用莴苣、结球生菜、散叶生菜、千金菜、白苣等。

【特点】

生菜是菊科莴苣属中以叶片供食用的二年生草本植物，是莴苣的变种，故亦称为叶用莴苣。

莴苣起源于地中海沿岸，由野生莴苣演变而来，其中所含的苦味也相应变淡。我国在 5 世纪传入，南方种植较多，近年在北方也有大面积种植。

生菜按叶的形状分为散叶生菜、皱叶生菜和结球生菜。

【上市时间和选购】

生菜是耐寒蔬菜，适应能力很强，可四季上市。

挑选生菜时，宜选择叶片鲜嫩，无斑点和虫伤的；结球生菜应选择叶球饱满的。

【营养成分与食用方法】

生菜主要含有水分、碳水化合物、蛋白质、脂肪、胡萝卜素、维生素 C、钙、铁，以及莴苣素等营养物质。

生菜以生食为主，亦可凉拌或蘸酱，还可作为各种炒菜的垫菜。

【保健功效】

(1)**维生素 B_2 缺乏症**：生菜含有大量胡萝卜素和维生素 B_2，可以补充人体所需的维生素。

(2)**利尿通乳**：生菜有利于人体内水电解质平衡，促进排

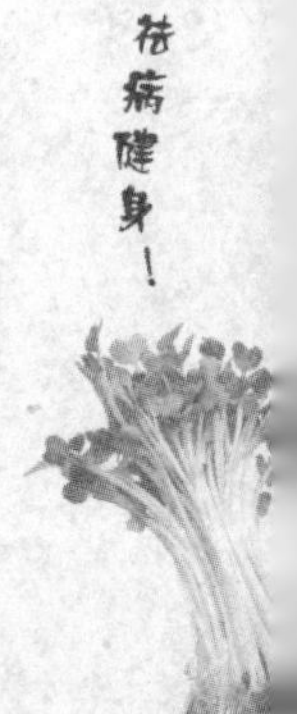

尿和乳汁分泌,对高血压、水肿、心脏病患者有很好的食疗作用。

(3)**防癌抗癌**:生菜的提取物对癌细胞的抑制率达90%,故是极佳的防癌抗癌食品。

(4)**强壮身体**:生菜含有多种维生素和矿物质,具有调节神经系统功能的作用,其所含的有机化合物中富有人体可吸收的铁元素,宜于缺铁性贫血病患者食用。

【食疗方】

(1)**清心开胃**:生菜400克,切丝,放入滚水中稍烫,加入姜丝、麻油、醋拌匀即可食用。体弱、贫血及经常感冒者可常食。

(2)**鱼脐疮(痛不可忍者)**:用针刺疮,取生菜,捣成汁,敷于疮的四周。

(3)**美容**:生菜捣烂,取其汁液,经常饮用和涂搽皮肤,有光洁肌肤、祛斑的作用。

14. 乌塌菜

乌塌菜味甘，性平。能滑肠、疏肝、利五脏。

【别名】

塌菜、塌棵菜、盘菜、黑菜、太古菜等。

【特点】

乌塌菜是十字花科芸薹属中以墨绿色叶供食用的二年生草本植物。

乌塌菜原产于我国，由芸薹演化而来。乌塌菜在长江流域是常见蔬菜，在冬季以耐寒、色浓绿而深受人们喜爱。北方栽培甚少，为稀特蔬菜。乌塌菜叶片塌地生长，低温季节能吸收地面的散热，所以能减轻低温对叶片的危害，抗寒能力大大增强。

乌塌菜有塌地类型和半塌地类型。塌地类型叶丛塌地，叶椭圆形，叶面微皱，有光泽，墨绿色，叶柄浅绿色；半塌地类型叶丛半直立，叶圆形，墨绿色，叶面皱褶，叶柄白色。

【上市时间和选购】

乌塌菜北方春季种植，春夏上市；秋季种植，秋末上市。长江流域秋季播种，冬季上市。

购买时，可选择叶片深绿、伸展、无伤残的乌塌菜。乌塌菜叶片表面有一层保护膜，贮存时可在室内短期保存。

【营养成分与食用方法】

乌塌菜也被称为“维他命”菜，每百克中主要含水分 92 克、蛋白质 2 克、还原糖 0.80 克、脂肪 0.4 克、纤维素 2.63 克、维生素 C 60 毫克、胡萝卜素 2 毫克、维生素 B_1 0.02 毫克、维生素 B_2 0.14 毫克，以及钾、钠、钙、磷、铜、锰、硒、铁、锌、锶等营养物质。

乌塌菜可炒食、焯后凉拌和做汤等。

【保健功效】

(1)**防治便秘**:乌塌菜的含水量相当高,而且含有多种维生素和纤维素,有利于加速排便,减少粪便在肠道中的停留时间。

(2)**安神**:乌塌菜含有多种维生素和矿物质,具有调节神经系统功能的作用。

【食疗方】

便秘:将油烧至七成热,下入切好的乌塌菜丝爆炒,加入少许精盐、味精即可出锅。炒乌塌菜不宜使用酱油。

15. 百 合

百合味甘，性平。有补中益气、消肿、除满、安心、定胆、益志的功效。

【别名】

百合蒜、强瞿、番韭、中逢花、重迈等。

【特点】

百合是百合科百合属中以叶片变态后的鳞茎供食用的多年生宿根草本植物。

百合原产于亚洲东部的温带地区，我国、日本及朝鲜分布较多。我国宋代罗愿的《尔雅翼》中有“百合蒜，根小如大蒜，大者如椀，数十片相类，状如百莲花，故名百合花，言百片合成也”的描述。

我国约有百合 39 种，目前栽培的称为“家百合”，主要有龙牙百合、川百合和卷丹百合。

【上市时间和选购】

百合于秋季茎、叶枯萎时采挖，洗净，剥去鳞片，用沸水烫过后烘干。

购买百合时，选择鳞茎饱满、白色的为好。

【营养成分与食用方法】

百合营养丰富，每百克中主要含水分 65.1 克、蔗糖 10.4 克、果胶 5.6 克、淀粉 11.5 克、蛋白质 3.4 克、脂肪 0.18 克，以及钙、铁、维生素 B_1、维生素 B_2 等营养物质。

百合以炒食和做粥为主。

【保健功效】

(1)**润肺止咳**：百合鲜品富含黏液质，具有润燥清热之效，中医用于治疗肺燥或肺热咳嗽等症。

(2)**宁心安神**:百合性微寒,能清心除烦,宁心安神,可用于热病后余热未消、神思恍惚、失眠多梦、心情抑郁等病症。

(3)**美容养颜**:百合鲜品富含黏液质及维生素,有益于皮肤细胞的新陈代谢。

(4)**防癌抗癌、增强免疫力**:百合在体内能促进和增强单核细胞系统的吞噬功能,提高人体的免疫力,对癌症有较好的防治效果。

【食疗方】

(1)**降火清肺**:百合、冰糖各 60 克,款冬花 15 克,百合洗净,一瓣瓣撕开,与款冬花一同放入锅内,加适量水用小火炖,将熟时加入冰糖,再炖至百合熟烂时即可服用。

(2)**咳嗽**:鲜百合 500 克,洗净,切片,置于盘中,加白糖蒸熟即可。具有润肺止咳、清心安神的功效,适用于干咳、久咳、失眠、心烦等病症。

(3)**祛暑热**:百合 50 克,鲜冬瓜 400 克,鸡蛋 1 个,百合洗净,切片,冬瓜切薄片,一起加水煮沸后,倒入鸡蛋清,酌加油、盐,至汤呈乳白色时即可食用。此汤有清凉、祛热、解暑的功效。

(4)**神经衰弱、心烦失眠**:百合 25 克,菖蒲 6 克,酸枣仁 12 克,水煎,每日服 1 剂。

(5)**耳聋或耳痛**:干百合研末,每次以温开水服 6 克,每日 2 次。

(6)**病后神经症、坐卧不安**:百合 7 个在水中浸 1 夜,次日清晨以泉水煮 1 碗,去渣冲入 1 个生鸡蛋黄,早晚各服半碗。

(7)**疮肿不穿**:将野百合与精盐共捣泥,外敷患处。

(8)**天疱疮**:将生百合捣烂,外涂患处,每日 1~2 次。

(9)**止血**:生百合洗净,晒干研粉,涂于外伤出血处。

16. 香　椿

香椿味甘，性平。有健胃理气、治赤白痢、清热解毒、杀虫的功效。

【别名】

椿芽、椿甜树、椿阳树、香椿芽、椿木叶等。

【特点】

香椿是楝科楝属中以嫩茎叶供食用的多年生落叶乔木。原产于我国，已有2000多年的栽培历史。

香椿分为紫香椿和绿香椿。紫香椿紫褐色，有光泽，香味浓郁，纤维少，含油脂多，品质佳；绿香椿叶香、味稍淡，含油脂较少，品质稍差。

【上市时间和选购】

香椿是多年生木本植物，每年春季萌芽时即可采摘上市。

购买香椿时，选叶片较小，茎较细，叶呈浅红褐色的为好。

将香椿腌制后可长期冻藏。

【营养成分与食用方法】

每百克香椿主要含水分83.3克、碳水化合物7.2克、蛋白质5.7克、脂肪0.4克、胡萝卜素0.93毫克、维生素C 58毫克，以及钙、铁、挥发油等营养物质。

香椿以炒食和凉拌为主，做汤时也可放入一些。

【保健功效】

(1)**增进食欲**：香椿中含有一种挥发油，具有特殊的香味，具有增进食欲、健胃消食的功效。

(2)**止血、消炎**：香椿中含有的一些成分可止血消炎。

(3)**杀虫**：香椿的汁液可杀死人体内的寄生虫。

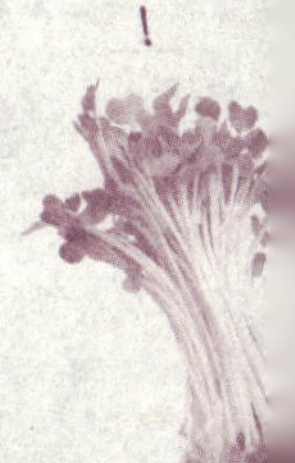

【食疗方】

(1)赤白痢疾:香椿叶120克,水煎服,每日2次。

(2)小儿秃发:香椿的嫩芽心30克,桃树的嫩芽心30克,捣烂,取汁敷患处,每日2次。

(3)唇疔:取适量香椿叶捣烂,用白酒调后服用,每日1~2次。

(4)疮痈肿毒:取等量的香椿叶和大蒜,加入少许精盐后捣烂,外敷患处,每日3~4次。

(5)各种炎症:香椿芽100克,洗净,切碎,粳米100克煮粥,待粥熟后加入香椿、香油、精盐等即可。对菌痢、膀胱炎、尿道炎、宫颈炎和阴道炎等症具有一定的疗效。

(6)疝气痛:香椿种子15克,水煎服,每日2次。

【小知识】

香椿和臭椿的鉴别

香椿的嫩叶有香味,叶片多为偶数羽状复叶,成对生长,顶部没有小叶,叶片边缘整齐,叶背面没有小黑点,嫩芽多是绿中透红;臭椿的叶有臭味,叶片为奇数羽状复叶,叶片除成对生长外,顶端有一个单独的小叶,叶片边缘锯齿状,叶背面有小黑点,叶芽多是绿色。

果菜类蔬菜

Shucai

【种类】

果菜类(食果类)蔬菜是指以果实供食用的一类蔬菜。常见的有茄果类的番茄、茄子和辣椒等;瓜类的黄瓜、冬瓜、苦瓜和南瓜等;豆类的菜豆、豇豆等。

果菜类蔬菜由于种类不同,在果实的食用上也不同,有些是食用幼嫩果实的,如黄瓜、辣椒、苦瓜、丝瓜等;而有一些是必须食用成熟的果实,如番茄、西瓜、甜瓜等。

1. 番茄

番茄味甘、酸,性平。可健脾开胃、生津止渴、除烦润燥。

【别名】

西红柿、柿子、洋柿子、番李子、金橘等。

【特点】

番茄是茄科番茄属中以成熟浆果供食用的一年生草本植物。

番茄原产于南美洲的安第斯山,在秘鲁、厄瓜多尔、玻利维亚等地仍分布有野生种。我国种植的番茄从欧洲或东南亚传入,清代汪灏在《广群芳谱》中有关于番茄的描述。由于番茄果实有特殊的味道,当时仅作观赏种植,到20世纪初,城市郊区始有种植食用。我国大面积种植番茄始于20世纪50年代，目前已成为我国种植面积较大的蔬菜之一。

番茄果实可分为大果型和小果型两种。大果型比较普通，小果型犹如樱桃；按果实形状可分为球形、扁球形、梨形和李形等；按果实颜色可分为红色、粉色、黄色等。红色番茄肉厚味甜，汁多爽口，风味醇正，生熟均可食用，也可加工成果酱或饮汁。粉红色番茄，果表光滑，味道酸甜可口，生熟吃皆宜。黄色番茄，果大，形圆，肉厚，适合熟食，生食味淡。

【上市时间和选购】

北方番茄种植为春秋两季，春季种植的夏季上市，秋季种植的秋末上市。目前番茄在温室和大棚种植也较多，所以番茄可全年上市供应。但从品质来说，以夏季上市的品质最好，冬季温室种植的品质略差。

番茄色泽是其品质的标志，购买时要观察外皮的颜色。应选择完全转色、果实较硬而没有破裂、表面光滑、形状规整的番茄。过于软化的果实易腐烂，有棱角的果实是由于缺少营养造成的，均不要购买。

购买后的番茄，如果尚未完全变红，应放在温度较高的地方(一般室温即可)，便于后熟。完全成熟的番茄，应放在温度较低的地方(放冰箱里即可)。存放时不要挤压，以免破裂，从而降低保存期。另外，也不要一次购买过多。

【营养成分和食用方法】

番茄每百克鲜果中含水分94克、碳水化合物3.3克、胡萝卜素0.33毫克、维生素C 20毫克，以及钙、铁等营养物质。番茄中各种维生素的含量是西瓜的4倍，且具有有机酸的保护，因此不易被破坏。番茄中碳水化合物的主要成分以葡萄糖为主，占1.5%～4.5%之多，易被人体吸收。

番茄常作为水果食用。另外还可炒食、煮食，特别适合加工成番茄酱、番茄汁等。

【保健功效】

(1)**促进消化**:番茄中含有柠檬酸、苹果酸、糖类、番茄素等营养物质,具有分解脂肪,帮助消化以及利尿的功效。

(2)**保护皮肤弹性、促进骨骼发育**:番茄中含有较高的胡萝卜素和矿物质,可保护皮肤弹性,促进骨骼钙化,能防治小儿佝偻病、夜盲症和眼干燥症。

(3)**防治心血管疾病**:番茄中含有的 B 族维生素、芦丁等物质,具有保护血管、防治高血压的作用。

(4)**抗癌、防衰老**:番茄内含有谷胱甘肽,可使癌症发病率明显下降。此外,番茄还可使沉着的色素减退、消失,减少面部的雀斑,以利美容养颜。

(5)**抗疲劳、护肝**:番茄中含有的维生素 B_1 有利于大脑发育,缓解脑疲劳;所含的氯化汞,对肝脏疾病有辅助治疗作用。

(6)**改善睡眠**:番茄中含有松果体素,可起到诱导睡眠的作用。

(7)**预防前列腺癌**:此功能与番茄中含有丰富的抗氧化剂——西红柿红素有关,是胡萝卜素的一种新化合物。

(8)**杀菌**:番茄中所含的番茄碱,对多种细菌和真菌有抑制作用。

【食疗方】

(1)**口干舌燥、口疮**:番茄汁 150 毫升,甘蔗汁 20 毫升,混合后服用,一日多次,可明显缓解口干症状。每天多次口含番茄汁,可治疗口疮。此法对牙龈出血也有一定的疗效。

(2)**辅助治疗高血压、慢性肝炎**:鲜番茄 250 克洗净切块,鲜牛肉 100 克切成薄片,加少许油、盐、糖调味同煮。此法有平肝益血、健胃消食、养肝补脾的功效。

(3)**消化不良、食欲不振**:把洗净的番茄捣烂挤汁,口服,每次150毫升，每日2~3次。

(4)**胃热口苦、胃溃疡**：番茄汁150毫升，加山楂汁15毫升混合均匀服下，每日2~3次，可消除胃热口苦的症状；番茄汁和土豆汁各150毫升混合后服用，可治疗胃溃疡病。

(5)**生津止渴、健胃平肝**：取适量番茄，用开水烫一下，去蒂和皮，切块食用。此法适于发热、口干口渴、高血压等病症。

【小知识】

带尖的西红柿吃不得

在冬春季上市的西红柿中，有许多是生长于光照较弱的温室和大棚中，开花时由于光照和营养不足而出现落花现象，影响西红柿的产量。种植者为了使西红柿的花能够坐住，提高产量，而使用一种防治番茄落花的化学激素——防落素进行蘸花，由于使用浓度过高，所以在西红柿的顶端出现尖尖角，这些尖尖角部位的激素浓度往往超标，使人们在摄取维生素的同时，也吞下了危及健康的激素。所以，这些带尖的西红柿最好不要购买和食用。

不要空腹食用西红柿

西红柿除含有丰富的维生素C、维生素E、胡萝卜素及钙、磷、铁等矿物质外，还含大量的胶质、棉胶粉等有机化合物。这些物质在酸性条件下很容易产生化学反应，在胃中凝结成不溶解的团块状物，堵塞胃肠道的出口，引起胃扩张，发生胃的急性障碍，造成剧烈疼痛。所以不要空腹吃西红柿。

2. 辣 椒

辣椒味辛，性热。有温中散寒、开胃消食、发汗燥湿的功效。

【别名】

番椒、青椒、海椒、秦椒、辣茄、柿子椒、灯笼椒、圆椒、椒虎、腊茄、辣角、鸡嘴椒等。

【特点】

辣椒是茄科辣椒属中以果实供食用的一年生草本蔬菜。原产于中南美洲热带地区，我国是从陆路和海路传入的。

辣椒按果形可分为樱桃椒类、圆锥椒类、簇生椒类、长椒类和柿子椒类。樱桃椒一般较小，果如樱桃，辣味极强，供观赏用；圆锥椒果实圆锥形或圆筒形，青果，辣味中等；簇生椒果实向上生长，辣味甚强，油分高，主要作干辣椒食用；长辣椒果实为长角形，如羊角或牛角等，辣味强，可鲜食、干食或腌渍等；柿子椒果形大，多数圆球形，微辣或不辣。

【上市时间和选购】

辣椒春夏季生长，露地种植的夏秋季上市，温室和大棚种植的辣椒冬春季收获，这样一年四季均可上市。

辣椒由于种类不同，采收标准也不一样。柿子椒和长辣椒是鲜食的种类，应在绿色时上市。而簇生椒一般都是干食的，应在变红后上市。

购买辣椒时，以选择表面光滑，色泽鲜亮，挺阔坚实，无虫伤，用手轻压可以弹回恢复原状者为佳。购买柿子椒时，果皮较薄、颜色较淡者辣味较强，而果皮较厚、绿色较重者为甜椒。

购买后的鲜辣椒如不马上食用，应装在塑料袋中放冰箱内保存。干辣椒应装在网袋中，放在通风干燥处保存。

【营养成分和食用方法】

每百克鲜辣椒中含水分 92.4 克、碳水化合物 4.5 克、蛋白质 1.6 克、胡萝卜素 0.73 毫克，以及丰富的钙、磷、铁等营养物质，特别是维生素 C 的含量，是所有蔬菜中含量最高的，有"营养辣袋"的美名。干辣椒中则含有较多的维生素 A。

辣椒中因含有辣椒素而具有芬芳的辛辣味，可增加食欲，帮助消化。辣椒素主要存在于辣椒的筋及表皮细胞中，不喜食用过辣的辣椒可把里面的筋去掉；在清水中浸泡也可把辣味去掉一些。

青辣椒可生食、凉拌、炒食、做馅，亦可制作泡菜，或腌渍等。干辣椒主要是制作辣椒酱、辣椒油，或作为炒菜的调味品。

【保健功效】

(1)**增进食欲、帮助消化**：辣椒中所含的辣椒素具有芳香味道，可增强人的食欲。辣椒中的辣椒碱有帮助消化、促进新陈代谢的作用。

(2)**抗菌杀菌**：辣椒中含有的辣椒素和二氢辣椒素对各种细菌有明显的抑制作用。

(3)**促进循环**：强烈的辛辣味能刺激人体血液流动加快，促进血液循环。

(4)**增加营养**：辣椒中含有较多的维生素，经常食用可增加营养，有利于身体健康。

(5)**治疗糖尿病及并发症**：辣椒中的辣椒素能提高胰岛素的分泌量，降低血糖水平。

【食疗方】

(1)**偏头痛**：辣椒根 10 个，水煎，加糖服用，1 日 3 次，连服数周。

(2)**功能性子宫出血**：辣椒根 15 克或鲜品 30 克(越辣越

好），鸡爪4只，煎服，每日1剂，早晚2次。止血后继续服5～6剂以巩固疗效。

(3)**久痢脱肛**：青辣椒籽（辣味较重者为佳）研末，加水内服，成人每天2～3次，每次9克，病愈为止。

(4)**冻疮**：干辣椒煎水外洗，每日早晚各1次，连洗数日可愈；或红辣椒（去籽）9克，樟脑3克，白酒浸6～7天，用棉花蘸浸液涂搽患处，每日2～3次。

(5)**关节痛**：辣椒面适量，冬天用酒，夏天用醋调和，涂敷患处。

(6)**肠炎**：红尖辣椒籽10～20粒，加水饮服，每日3次。

(7)**痈**：生辣椒捣烂成糊，敷于患处，盖上纱布。干后可再涂（数小时后局部有痒感，切勿抓挠）。如已化脓溃穿，可先去除脓血（可用火罐拔），再将辣椒糊敷于穿孔周围，并用纯胡椒粉撒于疮面，外盖纱布，一般4～5天可愈。

(8)**腋臭**：辣椒切碎，浸入碘酒中，取适量擦患处，每日1～2次，一般1周可愈。

(9)**胃痛**：新鲜辣椒叶90克，鸡蛋2个，煎黄，再加清水800克与辣椒叶同煮汤，加食盐调味，有驱寒、止痛、养血之效。

【注意事项】

辣椒不宜多吃

吃辣椒必须注意季节和环境，炎热的夏季或是地处热带的南方不宜多吃。寒冷的冬季或是地处潮湿多雨雪的北方，可以常吃些。特别是很辣的调味椒，有强烈的刺激性，更不宜多吃，否则易导致口干、舌燥、咳嗽、嗓子痛、大便干燥等，还容易造成口腔及胃黏膜出血，肠蠕动增剧，使腹部不适。患有口腔炎、咽喉炎、结膜炎、肺结核、胃肠溃疡、高血压、便秘、肛瘘肛裂等病人，以及从事教师或演员等职业的人应禁食或少食辣椒。

3. 茄　子

茄子味甘，性凉。有清热活血、止痛消肿、祛风、通络、消炎的功效。

【别名】

昆仑瓜、矮瓜等。

【特点】

茄子为茄科茄属中以果实供食用的一年生草本植物。起源于亚洲东南部热带地区，古印度为最早的种植地。我国为茄子的第二起源地，已种植了一千多年。

茄子按形状分为圆茄、长茄、卵形茄。圆茄多数是圆形，北方种植较多；长茄细长棒状，南方种植较多；卵形茄果实较小，形如灯泡，品质较差，种植较少。茄子按果皮的颜色可分为白茄子、绿茄子及紫茄子等，其中以紫色茄种植较多。

【上市时间和选购】

茄子是耐热的蔬菜之一，种植时间多为夏季，夏秋季节上市。目前北方地区利用小拱棚提前种植，上市时间提早到春季，但品质略差。

在选购茄子时，要选择外皮光亮，颜色较深，色泽均匀，没有伤口，比较饱满的。特别要注意观察茄子蒂把周围果皮的颜色，如果蒂把周围的果皮白色较多，说明茄子较嫩；如果果皮皱缩，则表示茄子贮存过久，品质下降。同时，可切开茄子内部观察种子的颜色，种子白色，说明茄子较嫩；种子褐色，则表明茄子较老。

茄子可装入塑料袋中放冰箱贮存。

【营养成分和食用方法】

茄子含丰富的维生素 P、维生素 E、维生素 C,并含有蛋白质、钙、铁等。同时还含有特殊的胡芦巴碱、水苏碱、胆碱、龙葵碱等多种生物碱以及茄色甙、紫苏甙、葡萄甙等成分。

幼嫩的茄子可以作为水果生食。但最常见的是炒食,另外,茄子蒸食或干制、盐渍也比较多。

【保健功效】

(1)**保护心血管、抗坏血病**:茄子含有丰富的维生素 P,能增强人体毛细血管的弹性,减低毛细血管的脆性及渗透性,防止微血管破裂出血,保持其正常功能。此外,茄子还有防治坏血病及促进伤口愈合的功效。

(2)**防治胃癌**:茄子含有少量龙葵碱,能抑制消化系统肿瘤的增殖,对于防治胃癌有极佳的效果。此外,茄子还有清退癌热的作用。

(3)**抗衰老**:茄子含有维生素 E,有防止出血的功能,还可防止血液中胆固醇的增高,对延缓人体衰老具有良好作用。

(4)**调节血脂**:茄子富含维生素 P,具有增强细胞黏着力、降低血清胆固醇的功能。

【食疗方】

(1)**轻度腹泻**:茄子叶片 10 片,加水煎汤,趁热饮服,每日数次。

(2)**便血**:经霜茄子(细长、色深紫、茄籽少者为佳)连带把焙烧研末,每日清晨空腹取 9 克,以黄酒 20 克送服,1 周为 1 疗程。

(3)**白带过多**:白茄子的花 15 克,土茯苓 30 克,水煎服,每日 2 次。

(4)**肺气肿**:将秋后不结茄子的茄株晒干打碎,花生秧切碎,分别水煎 2 次浓缩成膏,放于烤箱内烘干,取等量混合研末,加淀粉压片(每片含生药 3.3 克),每日 3 次,每次 10 片,

10天为1疗程，可连服3个疗程。

(5)**老年咳嗽**：白茄子60克，煮后去渣，加蜂蜜适量温服，每日2次。

(6)**口腔炎、小儿口疮**：霜后茄子1个，晾干研细末，涂敷患处(也可与适量蜂蜜混匀外敷)。

(7)**皮肤溃烂**：取茄子烧存性细粉，撒在凡士林的纱布上，敷在患处。

(8)**风湿痛、手足麻木**：白茄根30克，豨莶草、臭梧桐各9克，水煎服；或白茄根、木防己根、筋骨草各15克，水煎服。

(9)**冻疮**：茄子根、茎水煎，每晚泡洗患处；或白茄根、花椒适量，煎汤洗患处，治冻疮未溃。

(10)**痔疮**：茄子1~2个洗净，加油、盐少许，隔水蒸熟食用，具有清热、消肿、止痛的功效，对内痔发炎的肿痛、初期内痔便血、痔疮便秘等症状有辅助治疗作用。

【小知识】

烧茄子菜不要去皮

有些人烧制茄子菜时，往往去掉其外皮，实际上这等于丢弃了部分营养成分。

茄子中含有丰富的生育酚及维生素P(即柠檬素)，且皮中含量最高。这些物质不但可以降低毛细血管脆性，防止出血，减弱胆固醇浓度，增强渗透性，还可增强细胞间的黏接力，防止微血管破裂。同时，对高血压症、动脉硬化症、坏血病以及紫斑病等也有明显疗效。

4．黄　瓜

黄瓜味甘，性寒。可清热解毒、止渴、解烦、消除咽喉不适。

【别名】

王瓜、胡瓜、刺瓜等。

【特点】

黄瓜是葫芦科黄瓜属中以果实供食用的一年生攀缘性草本植物。原产于尼泊尔、锡金以及西藏山南地区、云南横断山脉一带。印度在3000年前就种植黄瓜，后从东西两路传入我国南北各地。

黄瓜果实为圆柱形，幼嫩时青绿色，成熟后则变为黄色（一般不能食用），经常食用的黄瓜是没有成熟的幼嫩果。黄瓜外形由于品种不同而不一样，我国种植的黄瓜较长，有密瘤，多刺；而欧美型黄瓜果实较短，瘤稀，比较光滑。

【上市时间和选购】

黄瓜是喜温的蔬菜，北方夏秋季节上市量较大。

购买黄瓜时要注意选择，一般来说黄瓜依品种特性有深绿、淡绿、黄绿或白中泛绿等颜色，不同的黄瓜应选择相应的颜色，颜色变黄即表示衰老，不宜食用。鲜黄瓜表面无凹陷，两头无皱缩，否则表示失水较多。弯曲、尖头、大肚等畸形瓜也会降低黄瓜的品质。表面刺坚硬、有花蕾残存的黄瓜为新鲜果实。

黄瓜因贮存比较困难，最好是当天买，当天吃。如果贮存，应保湿放在冰箱中。冬季可放在大白菜的叶片中保存，效果较佳。

【营养成分和食用方法】

黄瓜中主要含有蛋白质、维生素C、钙、铁，以及丙醇二酸、细纤维素、绿原酸、咖啡酸和葫芦素等，对减肥、美容、降低胆固醇、抗肿瘤、治疗咽喉肿痛等有显著疗效。

黄瓜多生食，甜嫩可口，生津止渴，是很好的消暑食品。另外，黄瓜也可热炒、作汤、酱菜，甚至可以做馅等。

黄瓜食用前应浸泡30分钟左右，用毛刷刷净外皮瘤刺。

【保健功效】

(1)**免疫调节**：黄瓜中含有的葫芦素具有提高人体免疫，促进细胞发育的作用，可达到抗肿瘤的目的。

(2)**抗衰老**：黄瓜中含有丰富的维生素E，具有抗衰老的作用；黄瓜酶有很强的生物活性，能促进人体的新陈代谢。用黄瓜汁涂擦皮肤，有润肤、舒展皱纹之功效。

(3)**防治酒精中毒**：黄瓜中所含的丙氨酸、精氨酸和谷胺酰胺对肝脏病，特别是酒精性肝硬化患者有极好的辅助治疗作用，亦可用于防治酒精中毒。

(4)**降血糖**：糖尿病患者用黄瓜代淀粉类食物充饥，血糖会降低。

(5)**减肥健体**：黄瓜中所含的丙醇二酸，可抑制糖类物质转变为脂肪，有减肥的作用。此外，黄瓜中的纤维质对人体肠道腐败物质的排出和降低胆固醇有极佳的作用。

(6)**健脑安神**：黄瓜含有维生素B_1，能改善大脑和神经系统功能，可安神定志，辅助治疗失眠症。

【食疗方】

(1)**腹泻**：黄瓜叶晒干研末，每次10克(小儿减半)，米汤送服；或用黄瓜叶切碎调醋，煎鸡蛋食之。

(2) **痢疾**：黄瓜藤、叶不限量，水煎服；或鲜黄瓜叶90克，干黄瓜藤30克，加水500克，煎成250克，分2

次服。

(3)**高血压**:干黄瓜藤加水浓煎,每日 2 次内服;或干黄瓜秧 12 克水煎,每日 3 次内服;或鲜黄瓜秧(去根去叶)250 克加水 300 克,煎至 150 克,每日 2 次,冲淡代茶饮;或黄瓜秧、鸡毛菜各 9 克,煎服,每日 3 次。

(4)**烧伤、烫伤**:老黄瓜 1 条去瓤,捣烂取汁涂敷患处,每日数次。

(5)**痱子**:鲜黄瓜 1 条,切片擦患处。

(6)**小儿夏季发热**:黄瓜 5 条洗净去瓤,切成条放锅中,加少量水,煮沸后立即倒去水分,趁热加入蜂蜜 100 克,调匀至沸即可,随意食用,每日数次。此法有清热解毒之功效。

(7)**清热开胃、生津止渴**:黄瓜片 500 克,精盐腌渍 30 分钟,用冷水冲去部分咸味,水控干后加精盐、糖、醋腌 1 小时即可。此法适用于烦渴、口腻、腹胀等病症,暑天食之尤佳。

(8)**清热解暑、利尿消肿**:大米加水煮粥,熟后加入黄瓜片 50 克、切碎的新鲜蒲公英 30 克,再煮片刻即可。此法适于热毒炽盛、咽喉肿痛、风热眼疾、小便短赤等症。

【注意事项】

黄瓜性寒凉,老年慢性支气管炎、溃疡病、结肠炎属虚寒者慎食。

【美容方】

黄瓜可治晒伤

将鲜黄瓜切成片贴于皮肤晒伤处,具有很好的止痛和恢复效果。若将其贴到眼角或贴满脸部,可以起到吸油和滋润皮肤的作用,经常使用,还可以预防粉刺。

5. 冬瓜

冬瓜味甘，性寒。有利小便、消渴、除心胸闷、去头面热的功效。

【别名】

水芝、地芝、白冬瓜、东瓜、枕瓜等。

【特点】

冬瓜是葫芦科冬瓜属中以果实供食用的一年生攀缘性草本植物。原产于中国和东印度。

冬瓜按大小可分为小果型和大果型两种。小果型为扁圆、近圆或长圆形，果重2～5公斤；大果型为短圆柱形或长圆柱形，果重10～20公斤。冬瓜还可按果皮表面有无蜡粉而分为粉皮冬瓜和青皮冬瓜。

【上市时间和选购】

冬瓜夏秋季节上市，冬季市场上也有当年夏季贮藏的冬瓜，或利用温室和大棚种植的小型冬瓜。

选购冬瓜时，个越大的肉越厚，口感越好。但冬瓜切开后易烂，应根据食量选择适当的冬瓜。

冬瓜可直接放在室内，以低温不太潮湿为好。

【营养成分和食用方法】

冬瓜中主要含有蛋白质、纤维素、碳水化合物、维生素C、钙、铁等。

冬瓜是瓜类蔬菜中惟一不含脂肪的蔬菜，含糖量亦低，维生素含量相当于黄瓜的2倍。此外，还含有丙醇二酸，对防止人体虚胖、保健美容有一定作用。同时，冬瓜的含钠量较低，对高血压、冠心病、糖尿病、动脉硬化有良好的治疗作用。

冬瓜以炒食和做汤为主，也可加工成冬瓜蜜和冬瓜条。

【保健功效】

(1)**利尿消肿**：冬瓜含维生素C较多，且钾含量高，钠盐含量较低，适于高血压、肾脏病、浮肿病等患者食用。

(2)**减肥**：冬瓜中含有的丙醇二酸能抑制糖类转化为脂肪，加之冬瓜本身不含脂肪，热量不高，有利于体形健美。

(3)**清热解暑**：冬瓜性味甘，清热生津，解暑除烦，夏日食用尤为适宜。

(4)**抗癌**：冬瓜仁能诱生出具有抗病毒、抗肿瘤作用的干扰素等，因此，不要随意丢弃冬瓜仁。

【食疗方】

(1)**水肿**：冬瓜皮120克，玉米须30克，白茅根30克，水煎，每日3次分服；或冬瓜1个，赤小豆120克，加水炖服。

(2)**妊娠水肿**：冬瓜煎汁，随意服用。

(3)**肝硬化腹水**：冬瓜1个煮烂，纱布过滤去渣取汁，每次60克，每日3次饮服。

(4)**慢性支气管炎**：冬瓜皮、冬瓜子、麦冬各15克，水煎服，每日1～2次；或冬瓜仁15克，加红糖适量，研细捣烂，开水冲服，每日2次。

(5)**妇女白带过多**：冬瓜子120克，焙黄为末，每次15克，米汤送服；或冬瓜子15克，水煎服，每日早晚各1次。

(6)**暑疖痱子、膀胱湿热、小便短黄、口干烦渴**：冬瓜400克，薏米50克，煎汤代茶饮，每日1次(可加糖或盐调味)。

(7)**肺热咳嗽、痰黄稠**：鲜冬瓜500克，鲜荷叶1张，加水炖汤，食盐调味，饮汤食冬瓜。此法清热解暑、利尿去湿、生津止渴。也可用于暑天口渴心烦、小便短赤、口舌生疮等症。

(8)**慢性肾炎、肝硬化腹水**：冬瓜(连皮)500克，赤小豆60克，葱白5个，鲜鱼1条(150克)，煎汤服用(不加食盐)。

(9)**高血压、肝阳上亢、头痛眼花**:冬瓜500克,鲩鱼250克(鱼尾较好),先用油煎鱼至金黄色,放入冬瓜,加水适量,温火炖3~4小时,加食盐调味食用。

(10)**颈部慢性淋巴腺炎、淋巴结结核**:冬瓜糖(冬瓜和糖加工制成)60克,风栗壳40克,煎水代茶饮(或加款冬花5克,同煎也可),每日1剂。本品味性甜,儿童喜服,也可用于小儿燥热咳嗽、百日咳、老年慢性支气管炎之偏燥热者。

(11)**慢性肾炎**:冬瓜500克,鲤鱼250克,加水清炖。此法对慢性肾炎早期有辅助治疗作用。

(12)**利肺化痰**:蒜苗100克,洗净,切段,略炒,再放入冬瓜块300克,待炒熟后加调料适量,淀粉调汁勾芡。此法适用于肺中有痰、肺气不利致咳嗽气喘等疾病患者食用。

(13)**肺热咳嗽**:大米30克,冬瓜块60克,一起放入锅内,加水1000毫升,先用大火煮沸,再用小火慢煮,至瓜烂粥稠即可。

(14)**减肥**:锅中油热后,放入葱花,加入羊肉片30克略炒,接着下入葱段、姜片、切成段的菠菜200克、冬瓜块300克,翻炒,加鲜汤,煮沸约10分钟,加盐、酱油、味精,加淀粉汁调匀。

(15)**清热生津**:冬瓜片250克,煸炒片刻,加汤、盐,烧至冬瓜将熟,加泡发的银耳30克、味精、米酒调匀。

(16)**利水消肿**:冬瓜片50克,加水200毫升,煮约10分钟,去冬瓜取汤汁,代茶饮服。

6. 丝　瓜

丝瓜味甘，性凉。有止渴平喘、清热解毒、止血凉血、消痔的功效。

【别名】

绵瓜、天吊瓜、纯阳瓜、倒瓜、洗锅罗瓜、水瓜、絮瓜、砌瓜、天络丝等。

【特点】

丝瓜是葫芦科丝瓜属中以果实供食用的一年生草本攀缘植物。起源于亚洲热带，公元 6 世纪传入我国。

丝瓜果实幼时株密被柔毛，老时无毛，花冠黄色、淡黄色或近于白色。瓠果下垂，长圆柱形，长 18 ~ 60 厘米。幼时绿带粉白色，有深绿色纵纹。老时呈黄绿或褐色。果肉内生有坚硬的网状纤维。丝瓜有有棱丝瓜和无棱丝瓜之分。

【上市时间和选购】

丝瓜是耐热的蔬菜，所以一般在夏季种植，夏秋季上市。

购买时，应选择暗绿色的、饱满的果实，此时丝瓜为鲜嫩的，发黄色的为老丝瓜。丝瓜存放久了会变糠，大约可保存一周，所以要适量购买。

【营养成分和食用方法】

丝瓜每百克中含蛋白质 1.4 克、碳水化合物 4.9 克、胡萝卜素微量、维生素 C 8 毫克、钙 0.4 毫克、铁 0.4 毫克等。另外，丝瓜的汁液含有苦味质、瓜氨酸以及葫芦素等有机物质。

丝瓜以炒食为主，也可做汤或凉拌。但食用时必须选择幼嫩的果实，老果不能食用。

【保健功效】

(1)**抗坏血病**:丝瓜中含维生素 C 较高,可用于抗坏血病及预防各种维生素 C 缺乏症。

(2)**健脑美容**:由于丝瓜中维生素 B_{12} 等含量较高,有利于小儿大脑发育及中老年人保持大脑健康;丝瓜藤的汁液具有保持皮肤弹性的特殊功能,能美容去皱。

(3)**抗病毒、抗过敏**:丝瓜对 B 型脑炎病毒有明显的预防作用。

(4)**清热化痰**:丝瓜性凉、味甘,有凉血解毒、杀虫、通经络、行血脉、利尿、下乳等功效。夏季食用可祛暑生津。平时常食可治痰喘咳嗽、痈疮疖肿等症。

(5)**强心止痛**:丝瓜所含的皂甙等营养成分有强心的作用,可用于治疗胸肋痛、筋骨酸痛等症。

【食疗方】

(1)**哮喘**:鲜嫩丝瓜连蒂数根,切碎,水煎服;或哮喘发作时,取丝瓜藤液 15 克,每日 3 次,轻者连服 3 天,重者连服 1 周。

(2)**百日咳**:鲜丝瓜液汁 50 克(3 ~ 6 周岁量),加适量蜂蜜调匀口服,每日 2 ~ 3 次。

(3)**腮腺炎**:丝瓜烧存性研末,用蛋清调匀涂敷患处,每日 2 次;或用鲜丝瓜茎、叶,捣烂涂敷患处;还可用老丝瓜 1 个,切碎,炒至微黄,研为细末,每次 9 克,黄酒或开水煎服,每日 3 次,连服 3 天。

(4)**咽喉肿痛**:经霜丝瓜 1 个,切碎,水煎服;或嫩丝瓜捣烂取汁,每次服 1 汤匙,每日 2 ~ 3 次;也可取汁含漱。

(5)**催乳**:老丝瓜 1 个,阴干,烧存性研末,每次 9 克,黄酒冲服。此法也可用于产后腹痛、疝气痛、腹胀等症。

(6)**慢性喉炎**:生丝瓜绞汁,炖熟后加冰糖适量饮用。

(7)**老年慢性气管炎**:丝瓜藤 150 克,洗净切断,用水浸泡后加水煮沸1小时以上，滤渣取液，再加水煎，合并2次药液煎至150克，每日3次分服。

(8)**防暑**：丝瓜皮、落地花若干，洗净，水煎代茶饮。

(9)**乳腺炎**：丝瓜络1个，烧存性研末，用少许醋煮沸，加红糖水送服。

(10)**月经不调**：干丝瓜1个，加水400克煎服，可治痛经；或丝瓜络30克水煎，加黄酒内服，治妇女经行腰痛；也可将丝瓜子焙干，水煎，加红糖少量，早晚冲黄酒温服，治月经不调；还可用老丝瓜1个，烧存性研末，每次9克，盐开水调服，治月经过多。

(11)**尿路感染**：丝瓜络水煎，加适量蜂蜜内服；或丝瓜1个，炙黄为末，分2次用黄酒冲服。

(12)**便血**：丝瓜炭、槐花各30克，研末调匀，每日早晚各服6克；或丝瓜藤90克，烧存性研末，黄酒冲服。

(13)**痢疾**：丝瓜茎、叶不计量，捣汁温服，每日3次。

(14)**关节痛**：丝瓜络50克，白酒500克，浸泡7天，去渣饮酒，每次15克，每日2次。

(15)**慢性腰痛**：丝瓜子9克，焙干研末，黄酒送服；或将丝瓜络1个切碎，焙成焦黄研末，黄酒送服，每次3克，每天2次。

(16)**化痰止咳**：将油烧至六成热，倒入丝瓜片250克，煸炒，加盐少许即可。

(17)**暑热烦渴**：丝瓜250克切块，瘦猪肉200克切片，加适量水炖汤，食盐调味食之。

(18)**慢性鼻炎急性发作、萎缩性鼻炎**：将距根部1.5米的丝瓜藤洗净，瘦猪肉60克切块，同放锅中煮熟，加少量食盐调味，饮汤食肉，每日1次，5天为1疗程，连用1~3个疗程。

(19)**支气管炎**：丝瓜花10克，洗净，放杯中，用开水冲泡，盖上盖。10分钟后倒入蜂蜜15克搅匀，去渣热饮，每日3次。

7. 苦 瓜

苦瓜味苦，性寒。有清热祛暑、明目解毒、除腻开胃、凉血的功效。

【别名】

凉瓜、癞瓜、红姑娘、红羊、菩达、红绫鞋、君子、癞葡萄等。

【特点】

苦瓜是葫芦科苦瓜属中以果实供食用的一年生攀缘性草本植物。原产于亚洲热带，约在宋元时代由印度传入我国，现各地均有种植。

苦瓜植株开黄花，果实长椭圆形、卵形或两端狭窄，长8～30厘米，表面有钝圆不整齐的瘤状突起，成熟时呈橘黄色，自顶端形成三瓣开裂。

【上市时间和选购】

苦瓜是耐热蔬菜，一般夏季种植，夏秋季上市。

选购时，一般选择淡绿色的，因为此时的苦瓜鲜嫩，未完全成熟。橘黄色的已完全成熟，但味道极差，一般不食用。

【营养成分和食用方法】

苦瓜中含蛋白质、碳水化合物、脂肪、维生素C、粗纤维、胡萝卜素、钙、铁等。其中维生素C的含量较多，居瓜类之首。

苦瓜是独具特色的苦味菜，含有的苦瓜甙和苦瓜素具有促进食欲、利尿活血的功效。同时，还含有极苦的金鸡纳霜，可解热；其中的活性蛋白可抗癌。此外，苦瓜还含有5-羟基色氨和多种氨基酸。

苦瓜多为炒食或腌制，也可凉拌和生食。

【保健功效】

(1)**促进饮食、消炎退热**:苦瓜能健脾开胃,其所含的生物碱类物质奎宁,有利尿活血、消炎退热、清心明目的功效。

(2)**降低血糖**:苦瓜的新鲜汁液中含有一种类胰岛素的物质“多肽-P”,具有良好的降血糖作用,是糖尿病患者的理想食品。

(3)**免疫调节**:苦瓜中含有类似奎宁的生理活性蛋白及大量维生素C,能增强人体的免疫功能,同时还利于人体皮肤新生和伤口愈合。

(4)**防癌抗癌**:苦瓜中所含有的营养成分,可提高机体的免疫能力,加强巨噬细胞的吞噬能力,有防癌抗癌的作用。

【食疗方】

(1)**清热明目**:鲜苦瓜500克,切片,加水250克,煮10分钟左右,瓜熟即可,食瓜饮汁。此法适于上火发炎、目赤疼痛者饮用。

(2)**痢疾、眼睛红肿痛**:鲜苦瓜1条,去瓤,捣成泥,加白糖50克,调匀,2小时后过滤,饮汁液,1日2次,连饮数日。

(3)**凉肝降压**:苦瓜丝150克,用开水烫一下,再用凉水过一遍,沥干后与煮熟的芹菜同拌,加入调料即可。此法适于高血压患者。

(4)**清热解毒、利尿除烦**:苦瓜1个,上端切开,挖去瓤,装入绿茶,挂于通风处晾干;将阴干的苦瓜摘下,洗净,连同茶一起切碎,混匀,用沸水冲沏饮用。此法适于中暑发热、口渴烦躁。

(5)**阳痿遗精**:将苦瓜籽炒熟,研成粉末,每次服6克,黄酒送服。

(6)**痈肿、疖疮**:用鲜苦瓜捣烂外敷患处,即可。

(7)**小儿痱子**:将苦瓜切片拭擦身上的痱子,可早日痊愈。

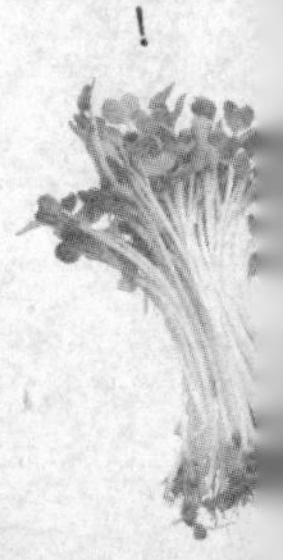

8. 南　瓜

南瓜味甘，性温。有补中益气、消炎止痛、解毒杀虫的功效。

【别名】

倭瓜、窝瓜、饭瓜、番南瓜、北瓜、金冬瓜、番瓜、伏瓜、麦瓜、番蒲等。

【特点】

南瓜是葫芦科南瓜属中以果实供食用的一年生蔓生藤本植物。起源于亚洲南部，主要分布在我国、印度、日本等地。

南瓜分为圆南瓜和长南瓜两种，肉厚色黄，外皮为绿色、黄色、红色及花色，皮上多棱。

【上市时间和选购】

南瓜一般八九月份上市。经霜后可贮存到来年春天。

选购时，要挑选色黄的，棱纹规整明显的。南瓜的老、嫩常以外皮是否可以被指甲刺破来划分。老南瓜的粉质特性可以根据切瓜时是否有“夹刀”的感觉来划分。

【营养成分和食用方法】

南瓜每百克中含蛋白质0.9克、碳水化合物5.0克、胡萝卜素1200微克、维生素1.0克、钙30毫克、铁2.0克等，其中胡萝卜素可居瓜类首位，另外还有胡芦巴碱、精氨酸、瓜氨酸、葡萄糖、甘露醇等有机化合物。

南瓜不可生吃，一般去皮和瓤后蒸食或煮食，味甜适口，如同山药或红薯。但多食易生脚气、黄疸，且不能同羊肉一起食用。南瓜最好带皮食用，因皮中营养价值较高。

【保健功效】

(1)**解毒**:南瓜含有维生素和果胶,可吸附人体内毒素和其他有害物质。

(2)**保护胃黏膜、帮助消化**:南瓜所含的果胶可以保护胃肠道黏膜免受粗糙食品刺激,促进溃疡愈合,适于胃病患者;南瓜能促进胆汁分泌、胃肠蠕动,帮助消化。

(3)**消除致癌物**:南瓜能消除致癌物质亚硝胺的突变作用,有防癌功效,并能帮助肝、肾功能的恢复,增强肝、肾细胞的再生能力。

(4)**防治糖尿病**:南瓜在各类蔬菜中的含钴量居首位,钴能促进人体的新陈代谢,加强造血功能,并参与人体维生素B_{12}的合成,是人体胰岛细胞必需的微量元素,对降低血糖有特殊的作用。

(5)**促进生长发育**:南瓜含有丰富的锌,并参与人体内核酸、蛋白质合成,是肾上腺皮质激素的固有成分,为人体生长发育的重要物质。

(6)**防肾结石**:南瓜籽中含有大量磷质,常吃南瓜籽,可防止矿物质在尿道系统凝结,并使之随尿排出体外,达到预防肾结石的目的。

【食疗方】

(1)**哮喘**:南瓜1个(500克左右),蜂蜜60克,冰糖30克。先在瓜顶上开个口,挖去部分瓜瓤,纳入蜂蜜、冰糖,然后盖好,放在盘中蒸1小时即可。每日早晚各1次,连食5~7天。

(2)**产后手足肿**:南瓜子30克,炒熟,水煎服,每日1剂。

(3)**补中益气、温中止泻**:南瓜、面粉各500克,将南瓜去皮、瓤,洗净切块,上笼蒸熟后,取出,沥水,加入面粉、白糖、精盐等,揉成面团状;锅内放油烧至七成热,把南瓜挤成小丸子,炸黄捞出;锅内放入底油,清水100克,加白糖和少许精盐勾芡,淋入少许香油,倒入丸子中调匀即可。

(4)支气管哮喘、老年慢性支气管炎:鲜南瓜(削皮)500克,红枣(去核)20枚,红糖适量,加水煎汤服食。

(5)肺痈、咳吐脓痰:南瓜500克,去皮切块;瘦牛肉250克,洗净切块;生姜25克。先将牛肉、生姜加水1500克,清炖至八成熟后加入南瓜同炖,至熟烂后加精盐、味精适量调味,分顿连续食用。

(6)降血糖、止渴:南瓜250克,切成块,加水500克,煮至瓜熟,加调料即可,饮汤食瓜,早晚各服1次。

(7)护肝补肾:将猪油烧热后放入酱油,加适量清水,放入用米酒浸泡的虾皮20克、老南瓜块100克,煮约30分钟,再把泡好的紫菜10克放入,10分钟后将搅好的蛋液倒入,加入调料即可。

(8)夜盲症:南瓜块、猪肝片各250克,加水1000克同煮,至瓜烂肉熟,加调料调匀即可。

【小知识】

青南瓜是糖尿病患者食疗的佳品

现代药理研究认为,南瓜中含有的南瓜素,能起到降低血糖的作用,是糖尿病患者的食疗佳品。但是,由于南瓜中含有淀粉及氨基酸,宜少量多餐。另外,因未成熟的青南瓜中淀粉含量比成熟南瓜中的淀粉含量要低得多,故以选用青南瓜更好。

9. 西 瓜

西瓜味甘，性凉。有清热解暑、除烦止渴、利尿、降血压的功效。

【别名】

水瓜、寒瓜、夏瓜、打瓜等。

【特点】

西瓜是葫芦科西瓜属中以果实供食用的一年生蔓生草本植物。原产于非洲热带草原，后由埃及人首先栽培，五代时传入我国。

西瓜果实近圆形或长椭圆形，皮表多为绿色或浅绿色，并有深浅相间的条纹，果肉大多为红色和黄色，香甜多汁。种子扁平，略呈卵形，可食。

【上市时间和选购】

西瓜夏季上市，冬季也有贮藏的西瓜应市。

选购西瓜时，以表皮光泽鲜艳，贴地面缺少日照的部分显黄色，纹路清晰，瓜柄凹陷，柄上绒毛脱落，接地部分呈淡黄色的为佳。同时，用手指弹敲西瓜时发出钝浊或中空的声音，一般即达到食用成熟阶段；如果接地点呈白色，弹敲声音清脆则偏生；若接地点深黄色，弹敲声混沉，则表示西瓜已“娄”。

【营养成分和食用方法】

西瓜每百克中含有蛋白质 0.6 克、碳水化合物 5.6 克、胡萝卜素 650 微克、维生素 C 6 克、钙 20 毫克、铁 0.25 毫克等，以及瓜氨酸、丙氨酸、氨基丁酸、精氨酸、谷氨酸、苹果酸、果糖、葡萄糖、蔗糖等有机物，还含有乙醛、丁醛、异戊醛等挥发物。

西瓜不仅可直接食用，还可制作各类西式食品及家庭饮料。

【保健功效】

(1)**生津止渴**：西瓜含较多的糖分和水分，夏季食用生津止渴、去暑热、利小便、泻火除烦。

(2)**降压**：西瓜中含有蛋白酶，可把不溶性蛋白质转变为可溶性蛋白质，其所含的糖甙具有降低血压的作用，对于由血压高而引起的头晕目眩有良好的疗效。

(3)**消炎**：西瓜的汁液有一定的消炎作用，对肾炎、尿道炎和膀胱炎有一定的疗效。

(4)**消除疲劳**：西瓜中含有较多的果糖、葡萄糖和蔗糖等碳水化合物，食用后能补充人体养分，迅速缓解疲劳。

(5)**润肤**：用西瓜皮涂抹皮肤，可使皮肤柔嫩光滑。

【食疗方】

(1)**慢性气管炎**：西瓜1个，切一小口，放入冰糖50克(或生姜60克)盖好，上笼蒸2小时，吃瓜饮汁，每天1个。

(2)**咽干喉痛**：西瓜皮30克，加水500克煎至300克，每日2次分服，连服数天。

(3)**肝阳上亢型高血压、胃热烦渴**：西瓜皮60克(鲜品200克)，玉米须60克，去皮香蕉3个，加清水2000克，炖煮至700克，加冰糖调味，1日内分2次饮完。此法有平肝泄热、利尿润肠的功效。

(4)**乙型脑炎高烧抽风**：西瓜汁加白糖饮服。

(5)**口腔炎**：西瓜皮含于口中，每次3分钟，每日数次；或西瓜皮晒干后炒焦，加冰片少许共研末，用蜂蜜调匀涂患处。

(6)**肾炎**：西瓜皮、鲜茅根各30克，水煎服。

(7)**糖尿病、尿浑浊**：西瓜皮、冬瓜皮各5克，天花粉12克，水煎服。

(8)**月经过多**：西瓜籽仁 9 克，研末，用水调服，每日 2 次。

(9)**夏季感冒发热**：西瓜去皮、去籽，用沸水烫洗番茄，削皮去籽，分别用洁净纱布绞汁，合并两液，代水随量饮用。

(10)**目赤、口疮、热病消渴**：西瓜去籽切条，晒至半干，加白糖适量腌渍，再晒干后，加白糖少许，每次 1 ~ 2 条，1 日 2 ~ 3 次食用。

【注意事项】

西瓜属寒性食物，易伤脾胃，所以脾胃虚寒、大便稀溏的患者宜少食。正常人也不宜食用过量，否则会损伤脾胃而引发消化不良或腹泻。患有畏寒无汗等症状者也不宜食用。另外，肾功能不全者，排泄水分的功能减退，也不宜过食西瓜。糖尿病患者可少吃西瓜，因其含糖量较高，多吃会使血糖升高。

【小知识】

西瓜不宜冰冻过久

切开的西瓜如冰冻过久，冷气易被瓜瓤所吸收，人们食后，口腔内的唾液腺、舌味觉神经和牙周神经等便会因冷刺激而处于麻痹状态，不但使人难以品出西瓜的甜味，还会伤人脾胃，引起咽喉炎。如果儿童食用这种久冻西瓜，还会引起厌食、腹痛、呕吐、腹泻。

感冒初期忌食西瓜

中医认为，感冒初期，无论是风寒感冒，还是热伤风，都应该采取发散的治疗方法使病邪从表而解。如果此时吃西瓜，不但不能表散病邪，反而会引邪入里，使病情加重或延长治愈时间。所以，感冒初期不应吃西瓜，宜在感冒痊愈或感冒加重且有高热咽痛时食用。

10. 甜 瓜

甜瓜味甘，性寒、滑。可除烦热、止渴、通三焦、治口鼻疮。

【别名】

香瓜、甘瓜、果瓜、熟瓜、黄金瓜、青皮瓜等。

【特点】

甜瓜是葫芦科甜瓜属中以果实供食用的一年生攀缘或匍匐草本植物。起源于中东和我国西南部，印度、几内亚、巴基斯坦、近东及我国云南西双版纳、新疆、黄淮流域等地均有种植。

甜瓜茎上有槽，多毛刺，并有卷须，叶互生近肾形，果实多为椭圆形，颜色通常是白黄色或绿色，果肉一般为黄绿色，有芳香味。

甜瓜品种繁多，一般可分为厚皮甜瓜和薄皮甜瓜两种。厚皮甜瓜不食用瓜皮，而薄皮甜瓜可连皮一起食用。

【上市时间和选购】

甜瓜种植时间多在春季，夏秋季节上市。

甜瓜类型较多，形状、颜色、大小都有很大区别，要依据品种特性进行挑选。一般来讲，个头大、颜色深、花纹、条沟明显的和果梗处较高的，品质较优；有香味但不浓郁者，成熟度较合适；若香味浓，手压感觉松软则表示已老熟；对于网纹甜瓜、哈密瓜等厚皮类甜瓜，要选形状、大小、硬度（用手指压时有弹性感者好）符合品种特性的瓜型。

购买后的甜瓜可放在室内后熟一段时间。

【营养成分和食用方法】

甜瓜每百克中主要含碳水化合物 7.9 克、维生素 C 17 毫克、维生素 E 0.6 毫克、钙 17 毫克、铁 0.6 毫克等。此外，还含有一定量的有机酸、柠檬酸以及球蛋白等营养物质。

甜瓜多作为水果食用，但也可作蔬菜炒食或凉拌。

【保健功效】

(1)**利尿**：甜瓜和西瓜一样是含水分和糖分较多的果蔬，食用后可促进体内多余水分的排出，有利于排毒降温。

(2)**生津止渴**：夏季经常食用甜瓜或饮用甜瓜汁，有清暑热、解烦渴、生津止渴的作用。

(3)**美容**：经常食用甜瓜对皮肤粗糙者有一定的改善作用，特别是经常饮用含有胡萝卜汁和苹果汁的甜瓜饮料，美容效果更好。

【食疗方】

(1)**除口臭**：取甜瓜子研末，以蜜和成枣核大小的丸，每日洗漱后，空腹口含 1 丸。

(2)**心痛咳逆**：采 6 ~ 7 月份的甜瓜花 9 克，煎汤内服。

(3)**敷疮散毒**：采 6 ~ 7 月份的甜瓜花，捣烂外敷。

(4)**传染性肝炎**：将 5%的甜瓜蒂浸出液，用于饭后口服，每日 2 次。

(5)**祛暑、美容**：甜瓜 40 克，去皮，切成小块，柠檬 1/8 个，绞汁，白糖适量，一起放入果汁机内，加冷开水 50 克，制汁饮用，每日 1 ~ 3 次，连饮数日至数周。若在上述原料中加胡萝卜 150 克、苹果 200 克，一同绞汁饮服，则保健美容之效更佳。

(6)**高血压**：甜瓜藤、黄瓜藤、西瓜藤各 15 克(干品)，加水 500 克，煎至 100 克，每日服 1 ~ 2 次，1 个月为 1 疗程。

(7)**腰腿疼痛**：甜瓜子 90 克，酒浸 10 日，每次空腹服用酒液 10 克，每日 3 次。

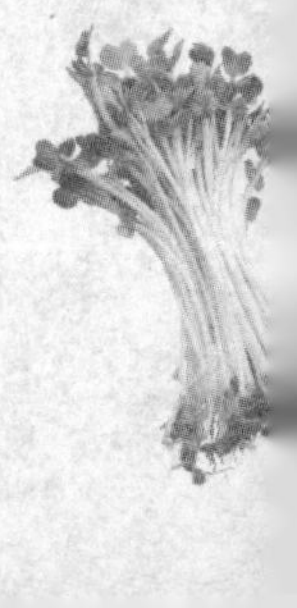

11. 西葫芦

西葫芦性平，味甘。有补中益气、健脾益胃、预防夜盲症的功效。

【别名】

搅瓜、西葫、角瓜等。

【特点】

西葫芦是葫芦科南瓜属中以果实供食用的一年生草本植物。原产于北美洲南部，到19世纪中叶我国开始栽培。

西葫芦果实为长圆筒形，果面平滑，皮为绿色、浅绿色或白色，具绿色条纹，成熟果为黄色，蜡粉少。种子扁平，灰白或黄褐色。

【上市时间和选购】

西葫芦的种植时间为春季，夏初季节上市。

西葫芦果实的形状、颜色和花纹可因品种不同而有较大的差异，但表面均应光亮挺阔坚实，没有伤痕。色泽晦暗者表示已衰老，有凹陷者系寒害或失水。瓜的大小、老嫩对品质影响很大，较小而嫩的瓜风味好。若瓜面色黄、失去光泽，即表示老化。瓜体过小过嫩，瓜肉薄而松，风味也不好。

购买的较嫩的西葫芦应放在冰箱中贮存，老熟的西葫芦可放在通风干燥处贮存。

【营养成分和食用方法】

西葫芦每百克中主要含蛋白质0.7克、脂肪10克，以及多种维生素和矿物质等。

小西葫芦肉质鲜嫩，多连皮、瓤一起炒或做汤。老西葫芦主要做馅。

【保健功效】

(1)**预防糖尿病**:西葫芦所含的蛋白质、脂肪,具有促进人体胰岛素分泌的作用,可有效地防治和预防糖尿病。

(2)**细胞再生**:西葫芦可预防肝、肾等器官的病变,经常食用有助于增强肝肾功能和其细胞活力。

(3)**防癌**:西葫芦具有消除致癌物——亚硝胺突变的功效。

【食疗方】

(1)**痛风**:西葫芦 150 克,鸡蛋 50 克,用油把两者炒熟食用,每日 2 次。

(2)**补中益气**:西葫芦 500 克去皮、籽,洗净,切成 2 厘米厚的片,片中再切一刀(不要切断)使其成为夹片;猪肉 250 克洗净,切碎;芹菜 100 克洗净,切段。将猪肉和芹菜共捣烂,加入精盐、味精拌成馅,夹入西葫芦片中,用 2 个鸡蛋清淀粉糊糊住夹口,下入油中炸至呈金黄色,即成西葫芦荚饼。

12. 佛手瓜

佛手瓜味酸、苦、辛，性温。有理气、化痰的作用。

【别名】

拳头瓜、万年瓜、瓦瓜、隼人瓜等。

【特点】

佛手瓜是葫芦科佛手瓜属中以果实供食用的多年生攀缘性草本植物。

佛手瓜起源于墨西哥和中美洲，约19世纪初传入我国，现在华南和西南地区种植较多。

佛手瓜按果实颜色分为白色种和绿色种。白色种果实较小，肉白色，产量较低，以生食为主；绿色种果实较大，皮绿色，有腥味，产量较高，供熟食。

【上市时间和选购】

佛手瓜夏季上市，多见于南方，北方少见。

购买佛手瓜时，以果实较绿、较大，外皮无伤残的为佳。

【营养成分和食用方法】

佛手瓜每百克中主要含蛋白质1.2克、膳食纤维1.2克、碳水化合物2.6克、胡萝卜素20微克、钙17毫克、铁0.1毫克、抗坏血酸8毫克，以及挥发油、柠檬油素、梨莓素、橙皮甙、香叶甙、木枯甙等营养物质。

佛手瓜以炒食为主，也可生食和焯后凉拌，还可做汤。此外，嫩茎叶也是很好的蔬菜。

【保健功效】

(1)**生津止渴**：佛手瓜含有较多的水分，食用后有生津止渴的作用。

(2)**开胃消食**:佛手瓜清香可口,经常食用可增加食欲,帮助消化。

(3)**止咳、解酒**:佛手瓜能去热、去火,可治疗痰饮咳喘等热证,并有醒酒、解酒的功效。

【食疗方】

(1)**痰气咳嗽**:佛手瓜 9 克,水煎服,每日 2 次。

(2)**妇女白带**:佛手瓜 30 克,猪小肠 30 厘米,水煎服,每日 2 次。

(3)**胃痛、胁胀、呕吐**:佛手瓜 15 克,用水煎汤去渣,再放入粳米 30 克煮粥,熟后加适量冰糖,早晚食用。

(4)**失眠**:新鲜佛手瓜 2 个,洗净,切片,煮汤食用,每日 2 次。

(5)**减肥**:佛手瓜 500 克,云耳 50 克,赤小豆 50 克,竹笙 50 克,冬菇 100 克,乳鸽 2 只。将云耳及冬菇浸软,佛手瓜切块。把所有材料放进水中煎汤,以猛火煎开后,改文火煎 30 分钟,加盐调味即可饮用,每日 1 次或隔日 1 次。

13. 菜 豆

菜豆味甘，性平。可温中通气、调养肠胃。

【别名】

豆角、芸豆、四季豆、弯子、棉豆、荷包豆等。

【特点】

菜豆是豆科菜豆属中以豆荚供食用的一年生缠绕性草本植物。

菜豆原产于中南美洲，据考证4000年前墨西哥和秘鲁就已驯化种植菜豆了。我国的菜豆是由西班牙人在16世纪带入的，明代李时珍撰写的《本草纲目》中对菜豆已有记载。1654年我国隐元禅师归化日本时把菜豆带到日本，称为“隐元豆”。

菜豆按食用要求分为食荚类型和食豆粒类型。我国多数为食荚类型，国外有食豆粒类型，并作成罐头和速冻品。食荚种按植株长势分为矮生和蔓生两种，矮生种豆荚圆柱形，品质差，蔓生种豆荚扁长形，品质好。

【上市时间和选购】

菜豆以采收嫩荚为主。四季均有供应。春季种植的可在夏季上市，秋季种植的一般在秋季上市。

选购时，以豆荚饱满、脆嫩、不太长，豆粒不突出，颜色不发白或黄者为佳。

【营养成分和食用方法】

菜豆每百克中含水分92克、胡萝卜素0.24毫克、维生素C 9毫克、蛋白质1.5克、碳水化合物4.7克等营养物质。

菜豆主要以炒食为主，也可焯后凉拌和做馅，还可加工成罐头。

【保健功效】

(1)**温中补气**:菜豆味甘,其所含成分有温热补气的功效,可治反胃、呃逆、久痢、闭经、喉痹等症。

(2)**活血化淤**:菜豆有散淤活血的作用,对虚寒腰痛、风湿脊痛和跌打损伤有一定的疗效。

【食疗方】

(1)**抗癌**:取适量菜豆,洗净,蒸熟,加入调味品后食用,每日 1 次。

(2)**抗衰老**:菜豆有温中补气的功效,特别是其蛋白质含量较高,经常食用清炒的菜豆可防衰老。

14. 豇 豆

豇豆味甘、咸，性平。有理中益气、补肾健胃、生精、调营卫的功效。

【别名】

长豆角、带豆、裙带豆、豆角、腰豆、浆豆、饭豆、长豇豆、菜用豇豆等。

【特点】

豇豆是豆科豇豆属中以长豆荚供食用的一年生缠绕性草本植物。

豇豆原产于西非，公元前1000年前传至印度，经多年演化和定向培育而成为菜用豇豆，汉朝传入我国。

豇豆的豆荚呈长条或卷曲状，最长可达90厘米。根据豆荚的颜色又分为青荚、白荚和红荚三种类型。

【上市时间和选购】

豇豆是耐热的蔬菜，生长季节要求较高的温度，北方一般为春季种植，夏秋季节上市。

购买时，以选择色泽光亮，豆荚中的豆粒不鼓胀，豆荚脆嫩，无虫斑的为好。

【营养成分和食用方法】

豇豆中每百克可食部分含水分90.7克、蛋白质2.4克、脂肪0.2克、碳水化合物4.7克、钙53毫克、铁1.0毫克等营养物质。

豇豆可炒食，也可焯后凉拌和做馅，同时用之腌渍的也较多。

【保健功效】

(1)**增强免疫力**:豇豆具有增强免疫力的功效,经常食用可提高人体抗病毒和抗病菌的能力。

(2)**助消化**:豇豆有健脾和胃、补肾止带的功效,可用于脾胃虚弱、小儿消化不良、消渴、肾虚遗精、带下等症。

【食疗方】

(1)**食积、腹胀**:取生豇豆粒适量,细嚼咽下,或用冷开水调服。

(2)**脾虚水肿、小儿病后脾胃虚弱、脚气病**:豇豆100克,大米250克同煮,熟后用油、盐等调味食用,连食数日。

(3)**糖尿病口渴、尿多**:带壳干豇豆100克,水煎后吃豆喝汤。

(4)**白带**:豇豆、空心菜各适量,炖鸡肉吃;或豇豆150克,粳米少量,两者共同煮粥,每天食用。

(5)**腮腺炎**:取豇豆子适量,捣烂敷患处。

(6)**便血**:豇豆研成末,用黄酒送服,每日2次,1次3克,连服数日。

(7)**湿热、小便不利**:豇豆、蕹菜各150克,水煎服,每日2次。

(8)**疔疮**:豇豆根适量,捣烂敷于患处,经常更换。

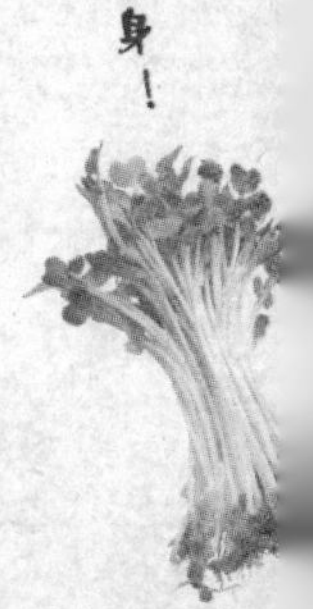

15. 四棱豆

四棱豆味甘，性平，微毒。有驱除邪气、宽中下气、止尿频、益血的功效。

【别名】

翼豆、翅豆、四角豆、杨桃豆等。

【特点】

四棱豆为豆科四棱豆属中以果实和豆粒供食用的一年生或多年生缠绕草本植物。

四棱豆原产于热带非洲和东南亚，现在巴布亚新几内亚和缅甸有较大规模的种植，我国广东沿海地区有百年以上的种植史。目前我国南方地区均有一定面积的种植，近几年北方地区也已引进种植。

四棱豆的果实具四翼，绿或紫色，多数长在20厘米左右。

【上市时间和选购】

四棱豆原产于热带雨林，喜温暖，上市时间为夏秋季。

购买四棱豆时，应选择果实表面无虫伤，颜色较浅，果实较直的。

【营养成分和食用方法】

四棱豆每百克嫩荚中含水分90克、蛋白质2.9克、碳水化合物3.8克、维生素C 20毫克、纤维素1.3克、钙200毫克、铁12毫克等营养物质。其中所含有的17种氨基酸均高于菜豆，可作为提炼天然氨基酸的原料。其种子中蛋白质含量高达45%，脂肪含量达到18%，可与大豆的营养价值相媲美，因此有“热带大豆”之称。此外，四棱豆的新鲜块根含蛋白质高达12%，为土豆含量的4倍，是目前世界上含蛋白质最高的一种块根作物，是值得重视的高蛋白质粮食资源。

四棱豆的嫩豆荚可炒食、腌渍和制作酱菜；嫩叶可做汤；块根可鲜炒或干制；种子可生豆芽和制作豆腐。

【保健功效】

(1)**去疾保健**：四棱豆的叶片、豆荚、种子及块根均可入药，对冠心病、动脉硬化、脑血管硬化、习惯性流产、眼疾等多种疾病均有良好的疗效。

(2)**消炎**：四棱豆具有消炎的作用，对口腔炎症、泌尿系统炎症等均有疗效。

【食疗方】

(1)**恶性营养不良**：把四棱豆的干种子用清水浸泡 16 小时，然后粗磨去壳，浸泡 2 小时，磨成豆浆，过滤煮熟后食用，可根据个人的口味添加糖、盐、蜂蜜、牛奶等食用。

(2)**去肿消炎**：取适量四棱豆，捣烂后敷于患处，每日 3～4 次。

【小知识】

四棱豆不可生食

四棱豆虽然含营养较高，但也含有胰蛋白酶阻碍因子和凝血素等有毒物质，会对人体的胰蛋白酶活性产生影响，也会造成血液凝固。这些有毒物质在湿热的条件下，或在氢氧化钠溶液的作用下被化解破坏。所以四棱豆不要生食，必须煮熟或用 2%氢氧化钠溶液处理后再食用。

花、种子和芽类蔬菜

Shucai

【种类】

蔬菜中以花供食用的有菜花、黄花菜、绿菜花、朝鲜蓟、霸王花、食用菊和韭菜花等；以种子供食用的有豌豆、蚕豆、菜用大豆、甜玉米、子用芥菜等；芽菜类蔬菜主要是以种子发芽培育成的幼嫩芽苗，其中菜用大豆、绿豆、蚕豆种子在发芽过程中不见光而形成黄白色肥嫩的豆芽，而豌豆、萝卜、芥菜、香椿的种子在发芽过程中见光而形成的嫩苗称芽苗菜。

【豆芽菜和芽苗菜】

豆芽菜是利用绿豆、大豆、蚕豆、豌豆和赤豆等豆类蔬菜的种子经一定时间的浸泡，在适宜的温度下进行发芽，发芽过程中一般不见光，形成的是白色的胚根和淡黄色的子叶，主要食用的是根和两片子叶。

芽苗菜是使用多种蔬菜种子经浸泡发芽后形成的幼苗，在发芽过程中必须见光，食用的是绿色的幼苗，食用部位为幼苗的茎和叶片，所以和豆芽菜是不一样的。常用于生产芽苗菜的有豌豆、萝卜、芥菜、黑豆、香椿和苜蓿等蔬菜的种子。

1. 花椰菜和青花菜

花椰菜味甘，性平。有散血消肿等功效，可治吐血、血痢、热毒等症。

【别名】

花椰菜别名有白菜花、菜花、花菜等。青花菜别名有绿菜花、意大利芥蓝、木立花椰菜等。

【特点】

花椰菜和青花菜都是十字花科芸薹属中以花球供食用的一二年生草本植物。

花椰菜和青花菜原产于地中海沿岸，是由野生甘蓝演化而来的，19 世纪中叶传入我国东南沿海地区。

花椰菜食用的花球呈半球形，表面呈颗粒状，质地致密。营养供应不足时，会形成较小的花球；花球临近成熟时，突然降温会形成紫色花球。

青花菜不耐贮藏，易开花，购买后要及时食用。

【上市时间和选购】

北方最佳食用期为春秋季节。南方多以春、秋、冬三季种植为主，故上市时间明显长一些。

选购花椰菜时，应选择花球体呈雪白色，花球抱合紧实，且外围有挺拔绿叶包裹的。若花球抱和比较紧实，而表面有轻微黄色，这是花球在未成熟时没有完全遮阳所致，不影响品质。但如果花球松散，颜色变成奶酪色和黄色，并伴有某种味道时，就不能购买了。冬季购买的花椰菜多数是贮藏品，若发现花球松散，小叶脱落，花球明显变黄，或有黑斑，则是品质下降的结果，不应购买。

青花菜上市时间基本上在春秋季。

青花菜花球必须完全绿色，花蕾紧密，花球的表面可稍带紫色，但不能黄化或萎凋。

【营养成分和食用方法】

花椰菜每百克肥硕的花球中含水分 92.6 克、蛋白质 2.4 克、碳水化合物 3.0 克、维生素 C 88 毫克等营养物质，此外，还含有较多的抗癌物质，对人体健康有重要作用。

青花菜每百克鲜花球中含水分 89 克、蛋白质 3.6 克、碳水化合物 5.9 克、维生素 C 113 毫克等营养物质，并含有较多的矿物质。

花椰菜如不马上食用，应用保鲜袋包裹后放在冰箱内贮藏，贮藏时间不要过长。

花椰菜和青花菜在烹调中，为了减少维生素 C 的损失，加热时间不要过长，应以旺火快炒为主。两者在食用时也可以凉拌，或制作素什锦。

【保健功效】

(1)**防癌抗癌**：花椰菜中含有的营养比较均衡，能满足人体对各种营养的需求，特别是菜花中含有较多的胡萝卜子素、维生素 A 和微量元素硒，这些物质能阻止癌前病变细胞的形成，抑制癌肿的生长，特别是对防治胃癌、乳腺癌和上呼吸道癌效果更佳。

(2)**生津止渴、有利消化**：花椰菜有帮助消化、增进食欲和生津止渴的作用。同时花椰菜热量较低，可作为减肥食品。

(3)**免疫调节**：花椰菜能诱导机体产生干扰素，增强机体的免疫力。

【食疗方】

(1)**食欲不振、大便不畅**：用 100 克粳米熬成粥后，将 200 克花椰菜切成片入锅，再加入 50 克的猪肉末，以及盐、味精等熬熟，即可食用，一般每晚温后服用。

(2)**咳嗽和肺结核**：用花椰菜的茎叶榨汁，加入蜜糖制成糖浆饮用。

(3)**消化性溃疡**：花椰菜适量，捣烂取汁，煮沸后食用，每次 100 毫升，每日 3 次。

【小知识】

常食花椰菜可防胃癌

根据科研人员长期对花椰菜的研究表明，花椰菜中含有一种特殊的化学物质，这种物质不仅会产生特殊的味道，而且会杀死可能导致胃癌的幽门螺旋杆菌，抑制胃癌细胞的形成，起到抗癌的作用。

2. 黄花菜

黄花菜味甘，性凉。有除湿、宽胸、利尿、止血、通络、下乳的功效。

【别名】

萱草、忘忧草。黄花菜的干制品名为金针菜或萱草花。

【特性】

黄花菜是百合科萱草属中以鲜花蕾或干花蕾供食用的多年生草本植物。

黄花菜原产于亚洲和非洲，我国山地有野生种。

黄花菜除花蕾可供食用外，其肉质根也可食用或酿酒。

【上市时间和选购】

黄花菜主要以加工干制品供食用，即把采摘的鲜花蕾用高温蒸汽杀活后，经晾晒或烘烤，使其含水量降到16%左右即可上市。

选购黄花菜时，应选择新鲜无杂质，干条均匀而粗壮，深黄略带微红色的。同时，手感柔软而有弹性，有爽快清香气味的为上品；若色泽较暗，有霉烂，手感坚硬，易折断，有烟焦、硫磺或霉味的为次品，不能食用。

【营养成分和食用方法】

黄花菜每百克鲜花蕾中含水分83.3克、蛋白质2.9克、脂肪0.5克、碳水化合物11.6克、胡萝卜素1.2毫克、维生素C 33毫克、尼克酸1.1毫克，以及钙、磷、铁等营养物质。

干黄花菜食用前要去掉蕾柄，浸泡30～60分钟，并反复清洗，因为干黄花菜在干制过程中多数是在露天晾晒的，上面附着许多泥土。干黄花菜以做汤卤为主，也可凉拌、炒食。

【保健功效】

(1)**健脑、防衰老**:金针菜中含有丰富的卵磷脂,而卵磷脂是大脑细胞的组成成分,对改善大脑功能有重要作用,同时卵磷脂还能清除动脉内的沉积物,对注意力不集中、记忆力减退、脑动脉阻塞等症状有特殊疗效。

(2)**降低胆固醇**:金针菜能显著降低血清中胆固醇的含量,有利于高血压患者的康复。

(3)**防癌抗癌**:金针菜能抑制人体内癌细胞的生长,丰富的粗纤维能促进大便的排泄,可作为防治肠道癌的食品。

(4)**镇静催眠**:金针菜中含有一定量的松果体素,具有诱导睡眠的作用,可治疗失眠症。

【食疗方】

(1)**内痔出血**:金针菜 30 克,加适量水煎汤,煎好后加入适量红糖,每天早饭前服用。

(2)**尿血**:取适量金针菜,煎汤代茶饮。

(3)**感冒**:黄花菜 10 克,红糖 20 克,加适量水煎汤,代水饮用。

【小知识】

鲜黄花菜不能直接食用

新鲜的黄花菜含有秋水仙碱,如不进行高温加热或日晒处理,秋水仙碱会在人体内氧化成毒性很大的类秋水仙碱。这种物质能强烈地刺激消化道,使人出现咽干、口渴、恶心、呕吐、腹痛、腹泻等急性中毒症状,严重者还会出现血便、血尿或尿闭等,甚至死亡。为预防鲜黄花菜中毒,故每次不要多吃,同时食用前应将鲜黄花菜焯一下,再用清水浸泡 2 小时以上,捞出后洗净再烹炒或煲汤食用。

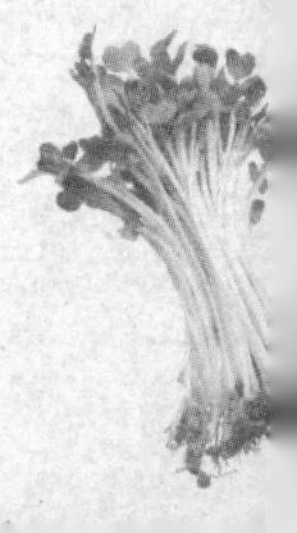

3. 豌 豆

豌豆味甘，性平。有止吐、止泻痢、益中平气、下乳汁的作用。

【别名】

回回豆、麦豆、淮豆、金豆、青斑豆等。

【特点】

豌豆是豆科豌豆属中以豆粒供食用的一年生草本植物。原产于地中海和中亚的一些地区。

豌豆按用途可分为粮用和菜用两种。菜用豌豆又分为硬荚和软荚两种。硬荚的荚壁成熟时干燥硬化，以食用鲜嫩种子为主，种子有圆粒和皱粒两种，皱粒种成熟时糖分和水分较多，品质较好；软荚种的果荚薄壁组织发达，荚、粒均能食用，荷兰豆就是软荚种的。豌豆苗是豌豆种子在发芽过程中见光形成的幼苗，是一种没有污染的高级蔬菜。

【上市时间和选购】

豌豆在华北地区大多初夏上市，也有少数秋季上市的；而东北和西北地区夏秋上市。

豌豆苗的生产不受季节限制，温室内四季均可生产，但夏季温度较高，易霉烂，购买时要注意。

购买食荚豌豆(荷兰豆)时，应选取荚呈深绿色、种荚较大但不过于肿胀的；如荚的颜色已变黄，且种荚上有明显的膨大种粒，则表明种荚内种子已淀粉化，失去食用价值，不应购买。购买豌豆时，应选择豆粒充分膨大但没有老化的豆荚，外表饱满，青绿略显黄色。购买豆苗时以幼苗鲜嫩，叶片青绿，叶尖和根部没有变黄的为好。

豌豆粒可放在冰箱内冻藏。

【营养成分和食用方法】

每百克豌豆嫩荚中含水分 78.3 克、碳水化合物 12 克、蛋白质 7.2 克、脂肪 0.3 克、胡萝卜素 0.33 毫克等营养物质,还含有人体必需的多种氨基酸。特别是豌豆苗中含有的氨基酸更多。

食荚豌豆(荷兰豆)以炒食为主,也可作为汤面的配菜。豌豆粒主要以炒食为主,或制作沙拉等凉菜。豌豆苗的食用以爆炒、凉拌和做汤为主。

【保健功效】

(1)**增强免疫力**:豌豆中含有人体需要的多种营养成分,特别是富含氨基酸和蛋白质,经常食用可提高人体抗病防病的能力。

(2) **防癌治癌**: 豌豆中含有较丰富的维生素, 食用后可以减少致癌物质的合成, 降低人体癌症的发病率。

(3)**通便**:豌豆中含有较多的粗纤维,食用后能促进大肠蠕动,保持大便通畅,起到排毒的作用。

【食疗方】

(1)**通乳**:新鲜猪蹄 2 只,洗净,剁块,豌豆粒 250 克,共同放入沙锅中,加水用大火煮沸,再改用小火慢炖,至豆烂肉酥,加入适量佐料即成。食用时要豆、肉、汤并食。

(2)**脘腹疼痛、大便泄泻**:豌豆 60 克,糯米 30 克,大枣 10 个,洗净后一同放入锅中加水煮粥,至粥稠米烂为止。

(3)**降血糖**:青豌豆 250 克洗净,加水煎汤,至豆烂即可。此汤适于糖尿病患者经常食用,食用时以淡食为主,不要加盐。

4. 毛 豆

毛豆味甘，性平。可驱除邪气、止痛、消水肿、除胃热、通淤血、解药物之毒。

【别名】

菜用大豆、大豆、枝豆等。

【特点】

毛豆是豆科大豆属中以豆粒供食用的一年生草本植物。原产于我国，大约有5000年的栽培历史。

【上市时间和选购】

毛豆秋季上市。晾干后的豆粒可作豆制品，但常用于制作豆芽菜。

毛豆有两种，一种是食荚的，购买时应选择外表无虫伤的；另一种是食粒的，购买时应选择豆粒饱满，色泽纯正的。

【营养成分和食用方法】

毛豆每百克嫩豆粒中含水分69.8克、蛋白质17.6克、脂肪7.1克、胡萝卜素28毫克，以及维生素和氨基酸等营养物质，特别是用大豆制成的豆芽中含有的氨基酸更高一些。

毛豆以鲜食为主，如蒸毛豆、煮毛豆等，也可取出鲜豆粒炒食。

【保健功效】

(1)**增强人体免疫力**：毛豆中富含蛋白质、可溶性纤维和多种氨基酸，经常食用可以提高人体的免疫功能。

(2)**防治血管硬化**：毛豆中的卵磷脂既可除掉附着在血管壁上的胆固醇，防治血管硬化，预防心血管疾病，保护心脏，又可防止肝脏内积存过多脂肪，能有效地预防因肥胖而引起的脂肪肝。

(3)**促进骨骼发育、防止贫血**:毛豆中含有丰富的矿物质,能满足人体生长发育对各种矿质营养的要求,特别是毛豆中钙和铁的含量较多,因此,经常食用毛豆既可防止因缺钙所引起的骨质疏松,促进骨骼发育,又可治疗因缺铁引起的贫血。

(4)**降脂、降糖**:毛豆可减少血清、肝中的脂质含量和脂肪含量,起到降低血脂的作用,同时,糖尿病患者经常食用毛豆还可降低血糖含量。

(5)**延缓衰老**:大豆中所含的大豆皂甙具有促进人体内胆固醇和脂肪代谢,抑制过氧化脂质生成,以及提高机体免疫功能的作用。

【食疗方】

(1)**疖肿疔疮**:毛豆粒 60 克,放在水中浸泡 7 小时,后加入少许白矾,捣烂外敷。

(2)**缺铁性贫血**:把 100 克毛豆粒浸泡后煮成八成熟,再放入 100 克切成片的猪肝共同煮熟,每天分 2 次食用,连服 20 天即可。

(3)**胃痛、腹痛**:用浸泡后的毛豆粒 30 粒,花椒 60 粒,共同煮水服用。此法主要治疗因服用冷食而引起的胃痛和腹痛。

5. 蚕 豆

蚕豆味甘，性微辛。有和胃、利脏腑、消炎、去肿的功效。

【别名】

胡豆、罗汉豆、佛豆、寒豆等。

【特点】

蚕豆是豆科野豌豆属中以种子供食用的一年生草本植物。原产于亚洲西南到非洲北部一带，西汉时传入我国。

蚕豆分为大粒种和小粒种两种。其中以大粒种的品质较好，主要作蔬菜食用，小粒种可用做制酱或饲料。

【上市时间和选购】

蚕豆在南方春季上市；北方则在秋季上市。

刚上市的蚕豆豆荚是绿色的，选购时应以豆荚上无斑点，颜色纯正的为佳，有的豆荚上有黑色是正常现象。

【营养成分和食用方法】

蚕豆每百克鲜豆粒中含水分78克、蛋白质9克、碳水化合物11.7克、维生素B_1 0.39毫克、维生素B_2 0.27毫克等营养物质。特别是干豆粒中含蛋白质比较丰富，达到26%。

蚕豆主要的食用方法是煮和炒。食用前应浸泡，后放在较温暖的地方催芽，待露白后即可煮或炒。蚕豆还可制作蚕豆酱等。

【保健功效】

(1)*补充人体营养物质*：蚕豆中所含有的磷脂是细胞膜、腺粒体膜结构的物质基础，常食蚕豆可以增加人体营养。

(2)*促进骨骼发育*：蚕豆中含有丰富的钙，多食蚕豆有利于人体对钙的吸收，促进骨骼钙化。

(3)**预防心脑血管疾病**：蚕豆中所含有的蛋白为植物蛋白，不含胆固醇，可以减少和预防心脑血管疾病的发生。

(4)**预防肠癌**：蚕豆中含有一种外源凝集素，这种物质可以附着在由肠壁细胞吸收的一些分子上，这些分子可抑制肿瘤的生长，这种分子越多，肿瘤的生长越受到抑制。

【食疗方】

(1)**水肿**：蚕豆 50 克，磨为细粉，另用 100 克粳米熬成稀粥，待粥将熟时，将蚕豆粉撒入粥内，改用文火再煮几分钟即可食用。本品适用于慢性肾炎或贫血性水肿。

(2)**黄水疮**：取蚕豆壳适量，烧炭后研末，加黄丹少许，并用香油调后外敷患处。

(3)**天疱疮**：取蚕豆壳适量，烧炭后研末，加冰片少许，用香油调后外敷患处。

(4)**胎漏**：蚕豆壳炒熟研末，每次取 15 克，加少许白糖，用开水调服，每日 2 次。

【注意事项】

蚕豆性滞，脾胃虚弱者过多食用，会出现腹胀、呃逆等现象，易损伤脾胃，所以脾胃虚弱的人最好不要食用蚕豆。

另外，蚕豆中还含有一些过敏性物质，过敏者食后会出现头晕、恶心、呕吐、腹泻、腹痛等症状，严重者还会出现高烧、昏迷、惊厥、全身发黄等，甚至会因呼吸衰竭而死亡，人称“蚕豆病”。据分析，这种病的发生是因为患者体内缺乏一种 6-磷酸葡萄糖脱氢酶，而使红细胞受到破坏，从而引起急性溶血性贫血。经观察，这种病的发生以五六岁的男孩居多，所以儿童(特别是男童)尽量不要食用蚕豆，特别是新鲜蚕豆。

6. 甜玉米

甜玉米味甘，性平。有调中开胃、降血脂、防冠心病的功效。

【别名】

菜玉米、玉米、甜包谷、甜棒子等。

【特点】

甜玉米是禾本科玉米属中以未熟果穗胚乳甜质子粒供食用的一年生草本植物。原产于非洲热带，我国于20世纪40年代中期从美国引入。

甜玉米是菜用玉米的一个类型，食用部分是未成熟的籽粒，主要由胚乳和子房壁（未成熟的颖果皮）组成。

【上市时间和选购】

甜玉米的上市时间为夏季和秋季，其他季节应市的多为冻藏的种类。

购买甜玉米时，应选择米粒呈淡奶酪黄色，丰满，顶端没有完全成熟的。若甜玉米须变干，剥开苞叶后的米粒已经老熟，且种子表面凹凸不平，表示已衰老或贮藏不当，则不能购买。甜玉米可进行冻藏。

【营养成分和食用方法】

甜玉米富含可溶性碳水化合物（糊精）、脂肪、蛋白质、维生素和矿物质等营养成分，其中维生素E的含量较多，矿物质镁的含量较丰富。

玉米须含维生素K、谷固醇、木聚糖、葡萄糖、有机酸等成分，有利尿、降压、促进胆汁分泌、加速血液凝固等作用。

甜玉米主要是煮后或烤后食用，或将玉米粒炒食或煮后凉拌。此外，还可加工制作玉米粒罐头。

【保健功效】

(1)**美容**：甜玉米的胚尖含有大量维生素E和不饱和脂肪酸，可增强人体新陈代谢、调整神经系统功能，使皮肤细嫩光滑，抑制并延缓皱纹产生。

(2)**延缓衰老、促长寿**：甜玉米营养非常丰富，有利于健康。另外，甜玉米有开胃、降脂、利尿、降压、止血、止泻、助消化等功效，对各种疾病都有疗效，经常食用可长寿。

(3)**改善睡眠**：甜玉米中含有较多的松果体素，经常食用可增加人体内的松果体素含量，达到改善睡眠的作用。

(4)**防癌**：甜玉米中还含有硒元素和谷胱甘肽等物质，是防癌的好食品。

【食疗方】

(1)**冠心病和动脉硬化**：用30克粳米煮成稀粥，后加入30克甜玉米粉，熬制黏稠即可食用。

(2)**肾炎水肿、小儿慢性肾炎**：玉米须煮水，代茶饮。

(3)**原发性高血压**：玉米须25克，水煎服。

(4)**胆结石**：玉米须60克，水煎服。

(5)**高血脂**：用玉米油烹菜食之。

【注意事项】

莫吃发霉的甜玉米

甜玉米由于贮存不当可能发生霉变。霉变的甜玉米其上着生许多红色或黑色的霉菌，能产生致癌物质，如果误食就有可能致癌。

7. 朝鲜蓟

朝鲜蓟味甘，性平。具有防止肝脏损伤和抗脂肪肝的功能。

【别名】

菊蓟、菜蓟、法国百合、荷花百合等。

【特点】

朝鲜蓟是菊科菜蓟属中以花蕾供食用的多年生草本植物。原产于地中海沿岸。我国于19世纪由法国引入，在上海、浙江和云南等地种植。目前我国南方地区均有种植。

朝鲜蓟的食用部分为花苞及肉质的花托。

【上市时间和选购】

朝鲜蓟一般在6~7月间采收花蕾。

选择朝鲜蓟有一定的标准。优良朝鲜蓟的花蕾为球形，肉质鳞片大而紧，色泽鲜绿，有香味，外部苞片无任何污斑，且紧密抱合。苞片部分张开者显示已老化。

【营养成分和食用方法】

朝鲜蓟花蕾中营养丰富，每百克可食部分中含蛋白质2.8克、脂肪0.2克、糖类9.9克，以及维生素A、维生素B_1、维生素C、钙、磷、铁等，另外还含有菜蓟素及黄酮类化合物。

朝鲜蓟可凉拌、炒食、制酱、作汤或加工成罐头等。食用时要把萼片剥下，凉拌时可在沸水中焯一下，后把花托切片，加入调料，即可食用。炒食时把花托切成片，加入蛋或肉类即可。

【保健功效】

(1)**降低胆固醇**：经常食用朝鲜蓟可改善血液循环。

(2)**开胃、解毒**：朝鲜蓟具有开胃消食、排除毒物的功效。

8. 豆芽菜

豆芽菜味甘，性平、寒。可解热毒、酒毒、利三焦、忌脾胃虚寒。

【别名】

常见的豆芽菜有绿豆芽和黄豆芽。绿豆芽别名豆芽菜。

【特点】

绿豆芽为豆科绿豆属绿豆种的种子经发芽形成的芽苗。我国早在北宋时期已有培育绿豆芽的记载。目前我国各地四季均可生产绿豆芽菜。

【上市时间和选购】

豆芽菜是由绿豆或黄豆等豆类经浸泡、发芽而生成的蔬菜，四季均可生产。但豆芽菜的生产在夏季高温季节易发生病害，所以一般要使用杀菌剂，因此，夏季购买豆芽菜要慎重。

【营养成分和食用方法】

绿豆芽中各种营养物质的含量都较高，特别是维生素的含量明显比干豆粒的含量高。每百克鲜绿豆芽中维生素 C 的含量为 634 毫克。胡萝卜素的含量也比干豆粒高。

豆芽菜在食用前一般要用开水焯一下，然后爆炒或凉拌。

【保健功效】

(1)**增强食欲**：绿豆芽中含有较丰富的蛋白质、氨基酸、磷脂等营养成分，均有一定的兴奋神经的作用，可增加食欲。

(2)**清热解毒、抗病菌**：绿豆芽对葡萄球菌以及某些病毒有抑制作用，所以冬季常食有清热解毒、预防感冒的作用。

【食疗方】

(1)**怀孕期高血压**：黄豆芽水煮 3 小时，温服数次。

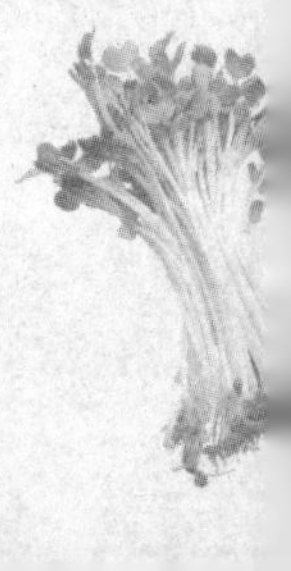

(2)**胃热**:黄豆芽250克,猪血250克,煮汤食。

(3)**淋病初起**:绿豆芽1000克,绞汁冲入白糖,分次饮服。

(4)**泌尿系统感染**:取有根豆芽菜500克,洗净后切碎,用洁净的纱布绞取汁液,在汁液中加入适量白糖,每日代茶饮。

(5)**寻常疣**:用适量豆芽菜作汤,不加调料吃菜喝汤;同时亦可以豆芽菜作菜食用。

(6)**腹痛、腹胀**:豆芽菜150克,生姜150克,扁竹150克,水煎服,每日2次。

野生蔬菜

Shucai

【种类】

野生蔬菜种类较多。目前我国有野生蔬菜 30 多科 100 多种，主要为食用茎叶的野生蔬菜，常见的有蕨菜、发菜、荠菜、蕺菜、马齿苋、苣荬菜等。

我国古代就已采食野生蔬菜，《诗经》中就有采蓝、采葑、采韭、采艾等的记载。历代古书，如《食疗本草》《本草纲目》《神农本草经》等，都有关于野生蔬菜分布、识别、采集和食用的记载，由此可见野生蔬菜是很受人们欢迎的一种蔬菜。

【营养】

野生蔬菜中含有丰富的蛋白质、糖、维生素、无机盐和食用纤维等营养物质，有些野生蔬菜比栽培品种的含量还高。像龙芽菜中胡萝卜素的含量比胡萝卜的含量高近 10 倍；紫花地丁中维生素 C 的含量比黄瓜中的含量高近 50 多倍；苦苣菜、野苋菜、扁蓄、龙须菜等的蛋白质含量均高于其干重的 20%以上等。

此外，多数野生蔬菜中还含有某种医疗作用的成分，像车前草、桔梗、马齿苋、蕺菜等具有提神、解热、杀菌、滋补的功效。

【禁忌】

野生蔬菜虽然富含人体所需要的营养物质，但有些也含有生物碱、毒蛋白等毒性物质，误食后会出现恶心、呕吐、腹痛等中毒症状，重者会出现呼吸困难、心脏衰竭、意识障碍以致

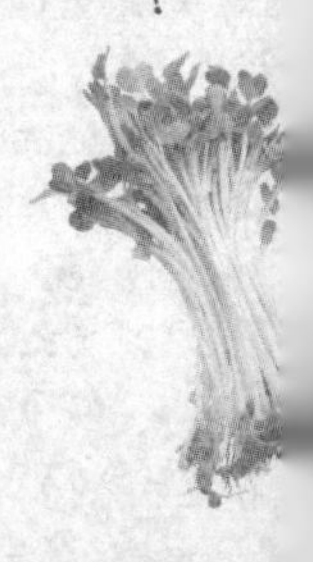

死亡等严重后果。所以在采摘野生蔬菜时应选择无毒的种类，同时应经过清水浸泡和沸水烫漂的方法消除或减少野菜中的毒质。

另外，随着人类活动的增加，如今很多野菜也非绝对的“绿色食品”，在自然环境中生长的野菜很容易吸收汞、铅等重金属，服食不慎或服食过多，极易造成重金属蓄积中毒。

再有，某些野生蔬菜有一定的季节性，俗话说“三月荫城四月蒿，五月六月当柴烧”，意思是说吃野菜要看时令。

最后，吃野菜还要有技巧性，比如灰菜，食后不能晒太阳，一旦晒太阳就会引发日光性皮炎。

【识别与采挖】

野生蔬菜是自然生长的植物，多生长于荒坡野岭，路边沟旁，在生长过程中没有人为的干扰，是无污染、洁净、健康的食品。采挖时，要根据各种野生蔬菜的茎、叶、花和果实的特性予以识别。应选择幼嫩的植株进行采挖。

采挖野菜时应选择洁净、远离污染的地区，特别应避免在公路两边和工厂周边地区采挖。采挖时应根据野菜的种类采挖相应部位，像马齿苋和苣荬菜应挖取其地上的全部，而地肤和苜蓿则以采摘茎尖为主。

【食用方法】

野生蔬菜的食用方法，一般有以下几种。

(1)**生吃** 已知无毒和无苦涩味的野生蔬菜，可以洗净后生吃。食用时可用野生蔬菜蘸酱，或在野生蔬菜中调以酱油、醋、香油、糖和味精等食用。有苦味的野菜可浸泡一定时间后再食用。

(2)**焯后凉拌** 对于不能生食或苦味过重的野菜，可洗后用开水焯一下或煮几分钟后，放入适量的调味品凉拌食用。苦味过重的野菜，焯后可在清水中浸泡一定的时间再食用。

(3)**炒食或蒸煮** 凡是无毒、无特殊气味的野菜，可洗净后直接炒食，也可做成菜饽饽，或经开水烫后做馅或做汤。

(4)**煮浸后食用** 一些具有苦、涩味和有微毒的野菜，食用前应用开水或盐水煮 5～10 分钟，然后在水中浸泡数小时再食用。

(5)**加工后食用** 有些野菜可以在采摘季节大量采摘后进行加工，一般可腌制和干制，有条件的可以罐藏至其他季节再食用。

1. 马齿苋

马齿苋味酸，性寒。可治赤白痢疾、赤白带下，并解毒通淋。

【别名】

长命草、五行草、酸米菜、马蛇子菜、瓜子菜等。

【特点】

马齿苋是马齿苋科马齿苋属中以茎叶供食用的一年生肉质草本野生植物。广泛分布于世界温带和热带地区，我国除高寒地区外均有分布。

马齿苋含有大量去甲基肾上腺素和多量钾盐、二羟基苯乙胺、二羟基苯丙胺酸、苹果酸、柠檬酸等，具有一定的药理作用。

【识别和采挖】

马齿苋全株光滑无毛，茎紫色，呈圆柱形，直立、斜生或平卧地上，叶柄极短，叶片肥厚、深绿色，叶背暗红色，花两性，黄色，种子黑色较小，有光泽。

马齿苋主要生于田野、荒地及路旁。初夏开始生长，夏秋

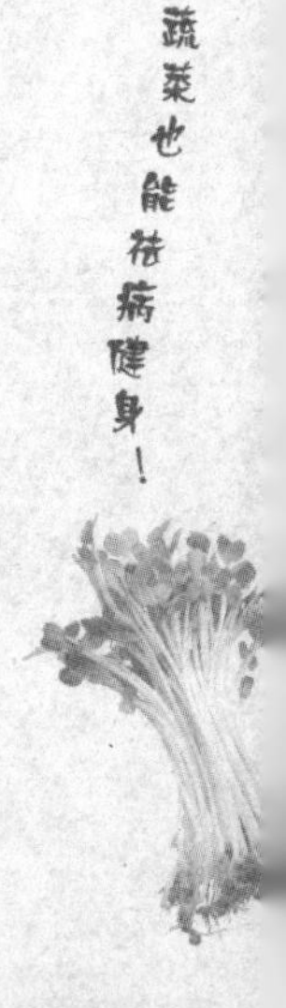

季当茎叶茂盛时，割取全草即可。

【营养成分和食用方法】

马齿苋每百克鲜茎叶中含水分 92.0 克、碳水化合物 3 克、蛋白质 2.3 克、脂肪 0.5 克、胡萝卜素 2.23 毫克、维生素 C23 毫克，以及钙、铁等营养物质。

马齿苋洗净用热水烫后放入调料凉拌。也可焯后做馅、做汤，或直接炒食。一般是热水烫后晾晒，在秋冬季做馅用。

【保健功效】

(1)**散血消肿**：马齿苋具有散淤血、消肿痛的作用。

(2)**清热解毒**：马齿苋可去除人体内的各种热证，起到利水去湿、清热解毒的作用。

(3)**杀菌去痢**：马齿苋对痢疾杆菌、伤寒杆菌、金黄色葡萄球菌均有抑制作用，特别对急慢性细菌性痢疾疗效尤显著。

(4)**杀虫**：马齿苋也有杀死体内寄生虫的功效。

【食疗方】

(1)**带状疱疹**：鲜马齿苋 120 克，洗净，切碎，捣烂成糊，涂敷患处，每日换 2 次。

(2)**脚癣**：鲜马齿苋 1000 克，加适量水煎煮 15 分钟，取液洗足，并用马齿苋轻擦脚趾后晒太阳 10 分钟。

(3)**百日咳**：马齿苋 300 克，水煎 2 次，浓缩为 150 克，1 日分 2 次口服，5 天为 1 疗程。

(4)**小腿慢性溃疡**：把溃疡面清洗干净，然后把保存 2 年以上的老南瓜子 150 克捣烂敷于溃疡处周围皮肤，再取鲜马齿苋 300 克，捣烂敷于溃疡面上，厚约 1 厘米，每天换药 1 次。

(5)**痢疾**：①把鲜马齿苋洗净捣烂，取汁半杯，加入蜂蜜 1 酒盅，温热，空腹服下，日服 3 次。②鲜马齿苋 250 克，煮熟后加大蒜、醋，凉拌食用，1 日 3 次。

(6)**肠炎腹泻**：鲜马齿苋 250 克，捣烂取汁，加红糖 31 克，温开水送服。

(7)**传染性肝炎**:鲜马齿苋95克(捣烂),甘草2克,加水1碗,煎至半碗,每日早晚分服,连服5日。

(8)**咳嗽**:马齿苋、甘草各适量,用水煎服。

(9)**中暑**:鲜马齿苋95克,水煎服。

(10)**肿胀**:马齿苋适量,捣烂敷患处。

(11)**牙龈炎**:马齿苋250克,水煎服,每日3次,并挤汁涂患处。

(12)**钩虫病**:鲜马齿苋250克,加水2碗慢火煎剩八成,去渣加醋15克,白糖15克,每晚睡前服,儿童酌减。

(13)**慢性阑尾炎**:鲜马齿苋250克,取汁,加蜂蜜适量,水煎,每日3次。

(14)**肺痈**:鲜马齿苋挤汁500克,蜂蜜100克,用微火熬成膏状,每日3次,每次2汤匙,连续服用。

(15)**白带**:马齿苋汁65克,鸡蛋清2个,共炖,睡前吃蛋喝汤。

(16)**肾结核**:马齿苋1000克,黄酒500克,将马齿苋捣烂,泡酒中2~5日,过滤去渣,每日饭前饮酒2盅。

(17)**产后虚汗**:马齿苋100克,小麦麸30克,水煎服。

(18)**尿道炎**:马齿苋汁半杯,开水送服,每日3次。

(19)**流行性腮腺炎**:马齿苋适量,洗净捣烂,外敷患处,同时挤汁内服。

(20)**乳腺炎**:马齿苋、蒲公英适量,煎水内服,外敷。

(21)**化脓性皮肤病**:干马齿苋、苦参、地肤子各15克,煎水泡洗患处。

(22)**高血压头晕**:马齿苋100克,挤汁,每天早上用开水冲服。

2. 苣荬菜

苣荬菜味苦，性寒。可用于五脏邪气、厌食、安心益气。

【别名】

苣菜、取麻菜、荬菜、野苦菜、败酱草等。

【特点】

苣荬菜是菊科苦苣属中以幼嫩叶片供食用的多年生野生植物。

苣荬菜在我国各地均有分布。

【识别和采挖】

苣荬菜全株皆含乳汁，具有地下匍匐的根状茎，其上着生须根，植株着生在根状茎上，不开花时没有明显的茎，开花的植株有直立的茎，叶互生，无叶柄，宽披针形或长圆状披针形，先端有小刺尖，基部呈耳形抱茎，边缘呈波状尖齿或有缺刻，叶面绿色，叶背淡灰白色，两面均无毛。夏、秋季开黄花，果实顶端有白毛。

苣荬菜以春季采挖为好，这时的苣荬菜比较幼嫩，纤维少，苦味淡，是食用的最佳季节。

【营养成分和食用方法】

每百克苣荬菜中含维生素 C 33 毫克、维生素 B_2 0.27 毫克、胡萝卜素 4.36 毫克，另外还含有维生素 P、维生素 K，以及多种无机盐等营养物质。此外，全草中还含有胆碱、转化糖、酒石酸等。其乳汁中含有氧化酶、甘露醇、苦味素等。

苣荬菜多生食，一般采摘嫩苗洗净后即可蘸酱生食，也可加入调味品凉拌，也可采摘嫩苗或大苗的嫩茎叶，用开水烫后炒食。秋季采摘叶片也可腌渍。

【保健功效】

(1)**清热解毒**:苣荬菜具有清热解毒、凉血利湿、补虚止咳的功效,可用于治疗肺热咳嗽、头晕目眩等症。

(2)**消炎去疾**:苣荬菜对急性咽炎、急性细菌性痢疾、肠炎、痔疮、肿痛等有一定的消炎去疾作用。

(3)**白血病**:苣荬菜的提取液,对治疗急性淋巴细胞型白血病、急性及慢性粒细胞白血病有一定的辅助作用。

【食疗方】

(1)**急性咽喉炎**:鲜苣荬菜30克,灯心草3克,水煎服;或用干品10克,开水烫泡代茶饮。

(2)**吐血、尿血**:①苣荬菜30克,生地20克,水煎服,每日2次。②鲜苣荬菜捣烂绞汁,每次服半杯,每日3次。

(3)**急性肠炎、痢疾**:苣荬菜30克(鲜品100克),水煎服,每日2~3次。

(4)**阑尾炎**:苣荬菜30克,红藤60克,水煎服。

(5)**痈疮肿毒**:苣荬菜30克,水煎服,每日2次,另用鲜苣荬菜捣烂外敷。

(6)**急性黄疸型传染性肝炎**:苣荬菜花适量,水煎服。

3. 蒲公英

蒲公英味苦甘，性寒，入肝、胃经。可清热解毒、利尿散结。

【别名】

婆婆丁、黄花地丁、奶汁草等。

【特点】

蒲公英为菊科植物蒲公英的带根全草。

在我国各省均有分布。蒲公英适应性很强，有一定的耐旱和耐寒的能力，为常见野生植物。

【识别和采挖】

蒲公英为多年生草本植物，含白色乳汁，根深长，叶丛根生，排成莲座状平铺，绿色或边缘有淡紫斑，呈狭长倒卵形，边缘羽状浅裂。初春抽花茎，顶端头状花序，开黄色舌状花，果实成熟时形似白色绒球，随风飞散。

蒲公英春夏开花时，可连根采取，洗净鲜用或晒干备用。入药以叶多、色灰绿、根完整、无杂质者为佳。

【营养成分和食用方法】

蒲公英是一种营养丰富的野生蔬菜，主要食用部分为叶片，每百克鲜叶中含水分 84 克、碳水化合物 11 克、蛋白质 3.6 克、脂肪 1.2 克、胡萝卜素 4.15 毫克，以及钙、铁等营养物质。蒲公英含蒲公英甾醇、蒲公英赛醇、蒲公英苦味素、咖啡酸、肌醇、天门冬酰胺、皂甙、树脂、菊糖、果胶、胆碱等。

蒲公英以鲜食为主，把采挖的嫩苗洗净用开水漂烫后，即可炒食、做汤或凉拌等。

【保健功效】

(1)**消炎解毒**：蒲公英的汁液对急性乳腺炎、淋巴腺炎、急性扁桃体炎、急性支气管炎、胃炎、肝炎、胆囊炎等均有一定的疗效，同时对瘟病、疔毒疮肿、急性结膜炎也有作用。

(2)**预防感染**：蒲公英可预防尿路感染，但脾胃虚寒者不宜多食。

【食疗方】

(1)**流行性腮腺炎**：蒲公英干品 20 克或鲜品 30 克，捣碎，加入鸡蛋清一个搅匀，再加冰糖适量，共捣成糊，摊于纱布上，外敷耳前区及下颌角区的肿胀处，每日换药 1 次。

(2)**慢性肾炎**：以单味蒲公英每日 100 克，水煎分 2 次服，同时递减激素，半年可愈。

(3)**口疮**：鲜蒲公英 125 克，煎浓汁漱口兼服用，每日 4 次。

(4)**消化性溃疡**：停用一切胃药，单用蒲公英末泡茶饮服。

(5)**胆囊炎**：以单味鲜品蒲公英 250 克，每日煎服 1 次。

(6)**慢性肝胆病**：蒲公英 120 克，每日煮汤喝。

(7)**疮疖**：干蒲公英研细末，用 75% 酒精调成糊状，外敷患处。

(8)**乳痈**：鲜蒲公英根 15 克洗净，切碎，用白酒 15 克冲服，每日 1 剂。

(9)**脓耳**：鲜蒲公英(3～5 岁，每日用 3 株；6～10 岁，每日用 5 株；10 岁以上每日用 7 株)洗净，置于阴凉通风处，将其水分蒸发干净，然后剪成碎片，用药臼捣成糊状，取出，再用消毒纱布双层包住，拧挤取其鲜汁，用滴管每日早、午、晚滴入耳孔内。滴药之前，先将耳道内脓血清除干净。

(10)**肺癌性胸痛**：取新鲜蒲公英适量，捣烂榨汁，直接敷于痛处，外盖两层纱布，中夹一层凡士林纱布，以减缓药汁蒸发。

(11)**甲亢术后突眼加重症**：每日用蒲公英60克，水煎2碗，温服1碗，剩下1碗趁热熏洗。

(12)**痔疮**：蒲公英100克，水煎服，每日1剂。有便血者，可将蒲公英炒至微黄。对内痔嵌顿、血栓外痔及炎性外痔，则配合水煎熏洗。

(13)**小面积灼伤合并感染**：取鲜蒲公英洗净，剪碎，捣烂后酌加75%酒精，搅拌成稀糊状，直接敷于创面，用消毒纱布包扎，每日换药2次。

(14)**回乳**：蒲公英、山楂各60克，水煎服，每日1剂。同时，趁热将药渣用干净纱布包好，置于乳房熨帖。

(15)**小儿热性便秘**：鲜蒲公英90克，水煎取汁，加适量白糖或蜂蜜，每日1剂顿服。

(16)**热淋、小便短赤或湿热黄疸**：蒲公英60克，玉米须60克，加水浓煎服或代茶饮。

(17)**目赤肿痛、青肉遮眼、赤脉络目**：鲜蒲公英120克，水煎服。同时，可用药汁少许洗眼或点眼。

(18)**慢性胃炎、十二指肠溃疡出血**：蒲公英、地榆各等份，焙干研细末，每次服3克，生姜、大枣煎汤送服。

(19)**麦粒肿**：蒲公英60克，野菊花15克，水煎服，每日1剂，内服和熏洗患眼。

(20)**蛇虫咬伤**：鲜蒲公英100克，捣烂外敷伤口。

4. 地 肤

地肤性味甘、苦、寒。有清湿热、利尿的功效。

【别名】

扫帚苗、扫帚菜、扫帚草等。俗称甜落藜。

【特点】

地肤是藜科地肤属中以嫩茎叶供食用的一年生草本植物。原产于南欧及日本，喜温暖和光照充足，耐旱、耐碱、不耐寒，能适应各种土壤，但以肥沃疏松的土壤为好。

【识别和采挖】

地肤植株高度为 50～100 厘米，茎粗硬，分枝繁多，株丛密集成卵圆至圆球形，被短柔毛，叶互生、淡绿色，窄条形至线形，全缘。全株秋季变成红紫色。花小、腋生，集成稀疏的穗状花序，秋季开花。

地肤分布于我国东北、华北地区和山东、陕西、河南、安徽等地。

【营养成分和食用方法】

地肤每百克可食部分中含胡萝卜素 4.36 毫克、维生素 B_2 0.13 毫克、维生素 C 62 毫克等营养物质。

食用方法很简单，春夏季采嫩叶茎，用开水烫一下，凉拌或炒食，可荤可素，也可做汤、做馅，还可烫后晒成干菜。

【保健功效】

(1)**清热解毒**：地肤苗有清热解毒的功效，可治疗赤白痢疾、泄泻、热淋、风疹、淋病等。

(2)**利尿通淋**：地肤子有清湿热、利尿的功效，主治尿痛、尿急、小便不利、荨麻疹；外用可治皮癣及阴囊湿疹等病。

【食疗方】

(1)**小便频多**:地肤苗90克,水煎,1日分3次服。

(2)**痈疽肿痛**:地肤果、莱菔子各30克,水煎,趁热频洗患处,1日2次。

(3)**热淋、尿涩**:地肤苗60克或鲜品300克,水煎服;或用鲜嫩叶茎,开水烫后炒菜食用。

(4)**血痢**:地肤子15克,地榆炭、黄芩各9克,研细末,每次服6克,每日2次。

(5)**吹乳**:地肤果研成末,每次12克,热酒冲服,出汗即愈。

(6)**荨麻疹**:地肤子、白附子、蛇床子各等份,共研细末,猪油少许调匀,外涂患处。

(7)**眼被物伤**:鲜地肤适量,洗净,捣烂取汁,频点伤处。

(8)**湿疹、疥癣、皮肤瘙痒**:地肤子10克,荆芥10克,防风9克,苦参30克,白鲜皮10克,水煎服,每日2次。

【小知识】

地肤子的真伪鉴别

真品地肤子的果实呈扁球状五角形,直径1~3毫米。外被宿存的花被,表面灰绿色或浅棕色,周围具膜质小翅5枚,背面中央有微突起的点状果柄痕及放射状脉纹5~10条。花被可见膜质果皮,半透明。种子扁卵形,长约1毫米,黑色,形似芝麻,气微,味微苦。

伪品地肤子,为茄科植物莨菪的干燥成熟的种子,呈肾形或扁卵形,直径约1毫米,表面棕黄色或灰黄色,有细密的网纹,略尖的一端有点状种脐,剖面灰白色,油质,有胚乳,胚弯曲,无臭,味微辛。

5. 苜　蓿

苜蓿味苦，性平，涩。可利五脏、去胃热、利肠。

【别名】

长命草、五行草、酸米菜、马蛇子菜、瓜子菜等。

【特点】

苜蓿为豆科植物紫苜蓿或南苜蓿的全草。原产于西域大宛，汉代张骞出使西域，将种子带回。

苜蓿一般用做牛马的饲料，其鲜嫩时人可食用。

【识别和采挖】

紫苜蓿为多年生宿根草本植物。根茎发达，主根长达 2～5米，茎高 100 厘米，直立或匍匐，光滑，多分枝。小叶片倒卵状长圆形，上部尖端有锯齿，花冠紫色。

南苜蓿为一年或二年生宿根草本植物。小叶阔圆形或倒心形，先端稍圆或凹入，上部有锯齿，开黄色小花。主要分布在我国中南部地区、长江下游。夏、秋收割，晒干或鲜用。苜蓿根亦可入药。

【营养成分和食用方法】

苜蓿含有蛋白质、糖类、胡萝卜素、维生素 A、维生素 C、维生素 E、维生素 K 及维生素 B 族类和多种矿物质，此外，还含有苜蓿酚、苜蓿素、瓜氨酸、刀豆酸、果胶酸等。所含苜蓿素有轻度的抗氧化作用，可防止肾上腺素的氧化，并有轻度雌激素样作用。全草提取物能抑制结核杆菌的生长。花中挥发油的主要成分有芳樟醇、月桂烯、柠檬烯区等；南苜蓿含胡萝卜素等。

苜蓿可做馅，或焯后凉拌，也可做汤和炒食。

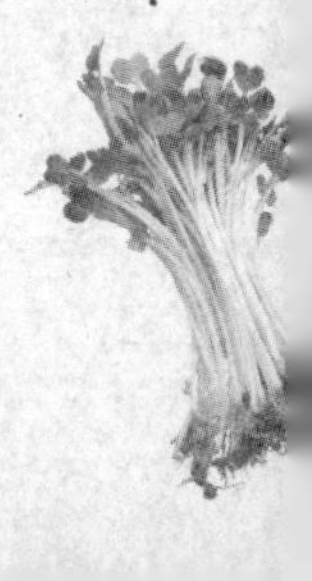

【保健功效】

(1)改善营养性贫血:苜蓿中含有较多的铁,对由于缺铁而引起的贫血有一定的疗效。

(2)抗菌:苜蓿对结核杆菌和金黄色葡萄球菌有一定的抗性,可用于治疗因这两种病菌感染而引起的疾病。

(3)改善视力:苜蓿中含有较多的维生素A原,食用后能转变为维生素A,经常食用可改善视力。

【食疗方】

(1)膀胱结石、小便不利:鲜苜蓿150克,洗净后捣烂,滤汁服用,每日2次。

(2)浮肿:苜蓿叶15克,洗净,切碎,在热锅中加入适量猪油,与50克豆腐共炖,炖熟后1次食用,每日1次。

(3)风湿筋骨痛:鲜苜蓿30克,水煎后分2次服,每日1剂,连服1~3周。

(4)紫癜性出血、脂溢性脱发:鲜苜蓿150克,加水煎汤,经常饮服。

(5)尿路结石:将鲜苜蓿捣汁温服,每次半杯,每日2次。

(6)夜盲症:鲜南苜蓿根30克,洗净,切碎,煎汤,连渣服,每日1次。

(7)小便不利:南苜蓿150克,捣烂,榨汁饮服。

(8)湿热黄疸:苜蓿15克,茵陈15克,水煎服。

(9)夜盲症:鲜南苜蓿根30克,洗净,切碎,煎汤,连渣服,每日1次。

(10)尿路结石:南苜蓿根30克,水煎服。

6. 蕨 菜

蕨菜味甘，性寒，滑。可去暴热、利水道、消浮肿、润大肠、调中益气。

【别名】

蕨萁、龙头菜、鳖脚、山凤尾、如意草、猫爪子、荒地藏等。

【特点】

蕨菜为凤尾蕨科蕨属中以嫩幼芽供食用的多年生草本野生植物。广泛分布在热带、亚热带及温带地区的山坡林地。

蕨菜肉质肥厚，滑嫩，素有“山菜之珍”的美称，深受人们的喜爱。

【识别和采挖】

蕨菜在各地山中均有分布。二三月生芽，卷曲形状如小儿拳头。长成后则像展开的凤尾，有三四尺高。茎嫩时可采。

【营养成分和食用方法】

蕨菜每百克中含水分 86 克、蛋白质 1.6 克、脂肪 0.4 克、碳水化合物 10 克，以及钙、铁等营养物质。

蕨菜可以嫩叶炒食或做汤。

【保健功效】

(1)**清热利尿**：蕨菜味甘，微苦，性寒，有清热、利湿、利尿等功效。

(2)**解毒、利湿、滑肠**：蕨菜可治湿热腹泻、痢疾、小便不利、妇女湿热带下、大便秘结、习惯性便秘等。

【食疗方】

(1)**肠风热毒**：蕨菜花焙干研末，每日服 6 克，米汤送饮。

(2)**脱肛**：蕨菜 10 克，水煎服，每日 3 次。

(3)**老年津血不足、肠燥便秘**:蕨菜15克,木耳6克,水浸泡切段,猪瘦肉100克,切片,用湿淀粉拌匀,入油锅中加佐料炒熟,可经常食用。

(4)**热痢**:蕨菜根30克,水煎去渣,每日分2次服。

(5)**热不退**:鲜蕨根60克,水煎服。

(6)**湿疹**:先将患处用水、酒洗净,然后以蕨菜粉和甘油调匀,涂擦患处。

(7)**滑肠通便、妇女带下黄臭**:粳米100克煮成粥,加入蕨菜50克,煮熟后加入适宜调味品即可食用,每日2次。

7. 薄 荷

薄荷性味辛，凉，微甘。有疏散风热、清暑化浊、清利咽喉、透疹、止痒、解毒的功效。

【别名】

蕃荷菜、南薄荷、野薄荷、水薄荷等。

【特点】

薄荷为唇形科多年生草本植物。茎方形，被有微小柔毛。叶对生，呈卵形或长圆形。秋季开白色或紫红色花，多生于水边湿地与水沟边、河岸及山野湿地。

【识别和采挖】

薄荷到处都有生长。茎叶略微尖长。胡薄荷，味道不太甜，生长于浙江一带，多用于茶饮；石薄荷，生长在江南山石之间，叶子略小，冬天呈紫色，可生吃，清明前后可分植。

【营养成分和食用方法】

薄荷每百克可食部分中含胡萝卜素 7.26 毫克、维生素 B_2 0.14 毫克、维生素 C 62 毫克，此外还含有薄荷醇、薄荷酮、柠檬烯、派烯、薄荷烯酮等营养物质。

薄荷的食用方法是春夏季采摘嫩茎叶，开水烫后凉拌或炒食，也可加入面粉蒸食，或晒制成干菜等。

【保健功效】

(1)**清热解表**：内服小量薄荷有兴奋中枢神经的作用，能使皮肤毛细血管扩张，促进汗腺分泌，使机体散热增加。

(2)**止痛止痒**：薄荷的浸出液可使皮肤、黏膜的冷觉感受器产生反射，引起皮肤、黏膜血管收缩。薄荷中含有的薄荷醇应用于局部，可治头痛、神经痛、痒痛等病症。

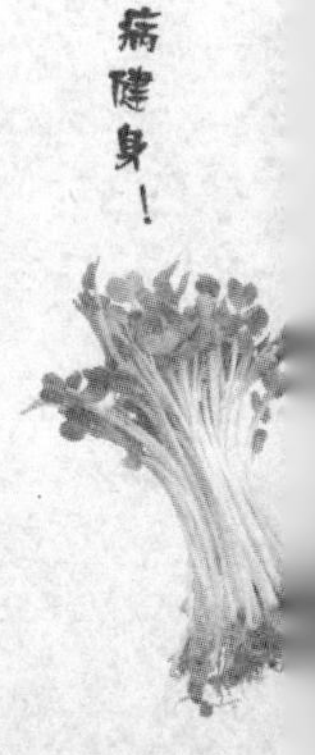

(3)**清喉利咽**:薄荷有疏散风热、清暑化浊、清利咽喉、透疹、止痒、解毒的功效,可用来治疗外感风热、头痛、目赤、咽痛、牙痛等病症。

(4)**祛暑消食**:薄荷可治疗因暑热而引起的食欲不振、消化不良等症。

【食疗方】

(1)**感冒头痛**:薄荷、菊花、蔓荆子各9克,荆芥6克,金银花12克,水煎服。

(2)**风热型感冒**:薄荷嫩叶3克,甘草3克,开水冲泡,1日服2次。

(3)**耳痛**:鲜薄荷榨汁滴入耳内。

(4)**血痢**:薄荷叶10克,水煎服,每日2次。

(5)**发热头痛、全身骨节酸疼**:薄荷叶12克,蝉蜕10克,生石膏20克,甘草6克,水煎服。

(6)**咽喉疼痛、痰多**:薄荷15克,水煎,加白糖适量服用。

(7)**声音嘶哑**:薄荷10克,青黛粉3克,薄荷煎水,送服青黛粉,1日2次。

(8)**蜂蜇伤**:薄荷捣烂,取汁,外搽患处。

(9)**止咳化痰、健胃**:用干的薄荷叶泡茶饮用。

(10)**麻疹初起**:薄荷6克,升麻6克,葛根20克,麻黄9克,甘草6克,蝉蜕6克,水煎服,每日2次。

(11)**目赤肿痛**:薄荷6克,菊花9克,牛蒡子10克,桑叶9克,木贼9克,甘草6克,水煎服,每日2次。

(12)**瘰疬**:薄荷100克,皂荚200克,研细末为丸,每次15克,每日3次。

8. 蕺 菜

蕺菜味辛，性微寒。可清热解毒、清痈排脓、利尿通。

【别名】

鱼腥草、蕺菜、侧耳根、落菜、答草、野花麦、重药、秋打尾、臭腥草、肺形草等。

【特点】

蕺菜为三白草科多年生草本植物。茎高 15 ~ 50 厘米，茎下部伏地，节上生根。叶互生，呈卵状心形，微带鱼腥味。初夏开白色小花，穗状花序。生长在阴湿地或水边。我国西北、华北、华中及长江流域以南各地均有野生。

【识别和采挖】

蕺菜称为鱼腥草，因叶有腥味，生长在潮湿的地方和山谷间阴润的野地，也能蔓生，叶子像荞麦但梗肥，茎呈紫赤色。

夏秋季采收，除去须根，洗净鲜用或晒干备用。

【营养成分和食用方法】

蕺菜含有蛋白质、脂肪、碳水化合物和钙等。

蕺菜因“其叶腥气，故名鱼腥草”，但这种腥气，若用沸水焯一下，再加佐料凉拌，就会完全消除。食用方法有凉拌，热炒，炖肉，可做汤，还可以腌渍咸菜。

【保健功效】

(1) **清咽润喉**：蕺菜中含有挥发油、蕺茶碱、槲皮甙等成分，对白喉杆菌、变形杆菌和金黄色葡萄球菌有良好的抑制作用，可用于咽喉炎等病症。

(2) **消炎杀菌**：蕺菜汁液有解热、杀菌、消炎的功效，可用于治疗乳腺炎、肺脓肿、支气管炎、扁桃腺炎和尿路感染等症。

(3)**利尿消肿**:蕺菜有利尿消肿的功效,可用于治疗热痢、疟疾、淋病、白带、痈肿、痔疮、湿疹等症。

【食疗方】

(1)**流行性腮腺炎**:取蕺菜适量,洗净,切碎,捣烂,敷于患处,以胶布包扎固定,每天2次。

(2)**病毒性肺炎**:蕺菜50克,水煎,每日服1次。

(3)**慢性肾炎**:鲜蕺菜60克,加盖水煎,每日分4次服。

(4)**肾病综合征**:蕺菜100克(干品),用1000克开水沏泡,盖严,半小时后即可饮用。

(5)**眩晕**:蕺菜500克,每次10克,开水泡饮。

(6)**鼻炎**:取鲜蕺菜全草捣烂,绞汁滴鼻,每日3~5次,每次2~3滴,并取全蕺菜鲜者200克,或干品60克煎水,每天早晚各服1次,15天为1疗程。

(7)**肺炎**:蕺菜30克,桔梗15克,加水煎至200克,每次服30克,每日3~4次。

(8)**肺病咳嗽盗汗**:蕺菜叶120克,猪肚1个,将蕺菜叶置猪肚内炖汤服,每日1剂,连用3剂。

(9)**食欲不振、消化不良、有胃热者**:鲜蕺菜250克,用熟食油(或熟油辣椒)、盐、醋、白糖、味精拌食。

(10)**急性黄疸型肝炎**:蕺菜180克,白糖30克,水煎,每日1剂,连服5~10剂。

(11)**痢疾**:蕺菜20克,山楂炭6克,水煎,加蜜糖服。

(12)**热淋、小便不利或温热水肿**:蕺菜60克,车前草60克,加水煎服。

(13)**妇女外阴瘙痒、肛痈**:蕺菜适量,煎汤熏洗。

9. 荠 菜

荠菜性味甘平。可和脾、利水、止血、明目。

【别名】

荠荠菜、枕头草、三角草、麦角菜、护生草、鸡心菜、净肠草、地米菜、假水菜、地地菜等。

【特点】

荠菜为十字花科荠菜属中以嫩叶供食用的野生植物。原产于我国，目前遍布世界的温带地区。我国一些地区已人工种植。

荠菜不仅是一种营养价值较高的野菜，也是一种药材，可利肝气、和中、明目、益胃、利尿、止血、软坚散结等。

【识别和采挖】

荠菜为一年生或二年生草本植物。根系发达，主根瘦长直下。根生叶丛生，羽状深裂，边缘似锯齿，叶面疏生茸毛。生长于田野、路边及庭园，春末夏初开出白色花朵。3～5月采收。

【营养成分和食用方法】

荠菜中主要含有水分、碳水化合物、蛋白质、脂肪、胡萝卜素、维生素 C，以及钙、铁等营养物质。

荠菜以炒食为主，也可凉拌和做汤。

【保健功效】

(1)骨质疏松：荠菜中含有较多的钙，易于被机体吸收利用，所以食用荠菜可防骨质疏松。

(2)止血、防溃疡：荠菜有很好的止血作用，同时对溃疡，特别是胃溃疡有抑制作用，能加速溃疡的愈合。

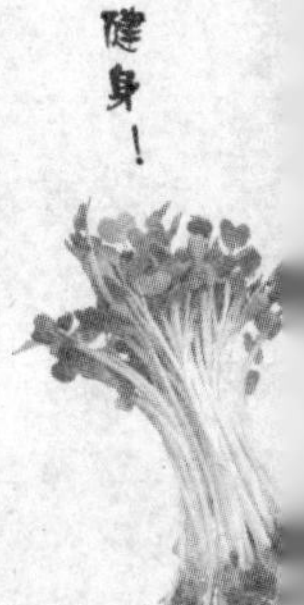

(3)消肿去火:荠菜有清热解毒、去火的功效,可治疗口腔溃疡、疥疮、水肿、目赤疼痛等症。

【食疗方】

(1)眼底出血:荠菜花15克,墨旱莲13克,水煎服。

(2)肾结核、尿血、泌尿系结石、乳糜尿或妇女赤白带:荠菜花、车前子各18克,水煎服。

(3)痢疾:①荠菜叶烧存性蜜汤调服。②荠菜60克,水煎服。

(4)预防麻疹:荠菜全草1000克,加水1000克,浓煎成500克,每周1次,每次服100克。

(5)肝虚有热之眩晕头痛或目眩眼干:荠菜120克,切段,同鸡蛋2个调匀(可加食盐少许),用食油煎熟食用。

(6)高血压:①荠菜、夏枯草各30克,水煎服。②荠菜、猪毛菜各9克,水煎服。

(7)乳糜尿、肾炎水肿:①鲜荠菜150克,水煎,1日3次饮服。②荠菜(连根)500克,煮汤(不加盐),分2次顿服。

(8)肾结核:荠菜30克,水3碗煎煮至1碗,打入鸡蛋1个,煎至蛋熟,加食盐适量,饮汤食蛋。

(9)产后流血:鲜荠菜30克,水煎,每日分2次服。

(10)月经过多:荠菜30克,龙芽草30克,水煎服。

(11)各种出血:鲜荠菜90克,藕节30克,水煎服。

(12)肾炎水肿:荠菜根、车前草各50克,水煎服。

(13)产后流血、妇女血尿:荠菜花30克,当归10克,水煎服。